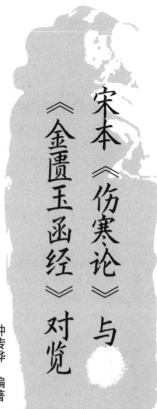

宋本《伤寒论》与《金匮玉函经》对览

钟传晔 编著

全国百佳图书出版单位

中国中医药出版社

·北 京·

图书在版编目（CIP）数据

宋本《伤寒论》与《金匮玉函经》对览 / 钟传晔编著 . —北京：中国中医药出版社，2022.6
ISBN 978-7-5132-7536-1

Ⅰ . ①宋…　Ⅱ . ①钟…　Ⅲ . ①《伤寒论》—研究
②《金匮玉函经》—研究　Ⅳ . ① R222.29　② R222.12

中国版本图书馆 CIP 数据核字（2022）第 060252 号

中国中医药出版社出版

北京经济技术开发区科创十三街 31 号院二区 8 号楼
邮政编码　100176
传真　010-64405721
河北省武强县画业有限责任公司印刷
各地新华书店经销

开本 880×1230　1/32　印张 7.25　字数 198 千字
2022 年 6 月第 1 版　2022 年 6 月第 1 次印刷
书号　ISBN 978 – 7 – 5132 – 7536 – 1

定价　58.00 元
网址　www.cptcm.com

服 务 热 线　010-64405510
购 书 热 线　010-89535836
维 权 打 假　010-64405753

微信服务号　**zgzyycbs**
微商城网址　**https://kdt.im/LIdUGr**
官方微博　**http://e.weibo.com/cptcm**
天猫旗舰店网址　**https://zgzyycbs.tmall.com**

如有印装质量问题请与本社出版部联系（010-64405510）
版权专有　侵权必究

前　言

　　距今九百多年前，北宋"校正医书局"的官员们给皇帝上奏章说："《金匮玉函经》与《伤寒论》同体而别名，欲人互相检阅而为表里，以防后世之亡逸……"他们说的是这样一件事，就是东汉医家张仲景的名著《伤寒杂病论》，在成书不久就因战乱而散佚，幸亏有晋代太医令王叔和，将仲景遗著的一部分整理为《伤寒论》，同时他又整理了一部《金匮玉函经》，内容与《伤寒论》基本相同（"同体而别名"），目的是让这两个版本并存，以防仲景著作失传（"欲人互相检阅而为表里，以防后世之亡逸"）。但是后来的事情却历经波折：《伤寒论》在后世医林时隐时现，而《金匮玉函经》则在江南一带秘密流传，局外人难得一见。就连唐代的大医学家孙思邈都感叹道："江南诸师秘仲景要方不传。"他很长寿，据说活了一百多岁，直到晚年，才见到了《伤寒论》的一个传本，收录在他编著的《千金翼方》中。

　　光阴荏苒，北宋朝廷专门成立了"校正医书局"，负责校勘整理医学典籍。此时，《伤寒论》和《金匮玉函经》这对"同卵双生的双胞胎"才得以重聚。经过高保衡、孙奇、林亿等人的校订，刊行于世，造就了流芳后世的宋本《伤寒论》和《金匮玉函经》。这些校书官员们写道："国家诏儒臣校正医书，臣等先校定《伤寒论》，次校成此经（指《金匮玉函经》——编者注），其文理或有与《伤寒论》不同者，然其意义皆通。圣贤之法，不敢臆断，故并两存之。"

而在此前不久，《伤寒杂病论》的另一传本《金匮玉函要略方》也被翰林学士王洙在馆阁的蠹简中偶然发现，其中的大部分内容后来也经过了"校正医书局"的校订整理，取名《金匮要略方》，也就是《金匮要略》，流传至今。

这里请注意，《金匮玉函经》和《金匮要略》虽然书名相近，但不是同一部书。据专家考证，它们应该分别是仲景《伤寒杂病论》的伤寒部分和杂病部分，内容互补但并不相同。只有《金匮玉函经》和《伤寒论》才是"同卵双生"，是同一部书的两个不同版本。

到了明代，宋本《伤寒论》的流传已渐式微，但经过万历年间赵开美的翻刻后又重放异彩，为世人所推崇，直至今天，仍然是学习和研究仲景学说的标准读本。可惜的是，《金匮玉函经》在北宋后一直流传不广，知名度不高，甚至一度尘封在藏书家的书架上。直到清代康熙年间，经过上海陈士杰的校勘，才得以重新面世。因此，金、元、明时期的许多伤寒名家，都终生与之无缘。

《伤寒论》和《金匮玉函经》是"孪生"版本，内容基本相同，但互有出入，可以互参。有专家研究认为，《金匮玉函经》可能是《伤寒论》的早期传本，成书的时间比《伤寒论》的大多数传世版本更早，因此更接近仲景著作的原貌，具有重要的文献价值和临床实用价值。通过阅读本书，相信读者会认同这一观点。

本书就是为了方便读者对《伤寒论》和《金匮玉函经》两书进行对照阅读而设。通过近距离比较宋本《伤寒论》和《金匮玉函经》的文本，左右互参，考察其异同，可以让读者从新的视角、用新的思路理解《伤寒论》条文，对全面学习六经辨证、正确理解仲景学说颇有助益。许多过去认为已是宋本《伤寒论》中定论的内容，通过与《金匮玉函经》对照阅读和比较，就会发现其中还大有可商榷之处。这对于丰富我们对仲景学说的理解和认识、用更广阔的视角研究六经辨证体系很有帮助。

我国有不少书籍采用英汉对照的版式，便于读者对照阅读。但在中医学习中，很少有将两部古书的文本进行左右对照的书籍。由于宋本《伤寒论》和《金匮玉函经》之间特殊的"孪生"关系，本书将它们并列排版，进行对照比较，使读者能够同步对比阅读这两部著作，"互相检阅而为表里"，为研究带来极大便利。

为了节省篇幅，本书不对原文进行注解，相信读者通过对照阅读，书中的许多疑难之处也就自然化解了。

书中错误难免，敬请各位读者朋友指正。

凡　例

一、为了读者更方便地对照阅读宋本《伤寒论》与《金匮玉函经》，本书把两书文本分置于左右两页，采用对照排列的版式。左页是宋本《伤寒论》的原文，右页是《金匮玉函经》的原文。两书对应的条文尽量排在同一行，方便读者互参。

二、宋本《伤寒论》以明万历二十七年（1599）赵开美翻刻的宋本《伤寒论》为底本，《金匮玉函经》以清康熙五十五年（1716）陈士杰的刻本为底本。

三、对宋本《伤寒论》与《金匮玉函经》中六经病各篇的条文（不限于398条经典条文），均标注序号，便于两书对应条文快速对览。其中，条文前面的序号，是该条文在原书中的序号；条文末尾括号里的序号，为其在另一书中对应条文的序号。

四、对于两书原文，繁体字、异体字均改为规范简体字，通假字保留原貌，个别具有特定含义的用字予以保留。中药名中的古字、俗字、异体字径改。

五、因将原文由竖排改为横排，故将文中表示文字方位的"右"字均相应地改为"上"字。

六、《金匮玉函经》条文中涉及的方剂、药物组成、剂量、煎服法等，原书均放在卷七、卷八。本书为了读者对览方便，于该方剂在宋本《伤寒论》的首见处放在右页的对应位置并列展示。

七、本书对览的是上述两书的主要内容，包括"新校正序、疏"、《伤寒论》原序及"伤寒例"与"证治总例"、两书的目录、两书的脉法部分，以及六经病各篇和痉湿暍、霍乱、阴阳易瘥后劳复等篇的条文等。其他如"辨不可发汗病脉证并治""辨可发汗病脉证并治"等篇均从略。

八、两书对应条文中的文字差别，采用粗体字加以标示，使读者能够一目了然。

九、对需要说明的地方，在相应位置加【按】。

目　录

一、新校正序、疏对览

宋本《伤寒论》	《金匮玉函经》
·伤寒论序	·校正金匮玉函经疏

伤寒论序

夫《伤寒论》，盖祖述大圣人之意，诸家莫其伦拟。故晋·皇甫谧序《甲乙针经》云：伊尹以元圣之才，撰用《神农本草》，以为《汤液》。汉·张仲景论广《汤液》，为数十卷，用之多验。近世太医令王叔和，撰次仲景遗论甚精，皆可施用。是仲景本伊尹之法，伊尹本神农之经，得不谓祖述大圣人之意乎？

张仲景《汉书》无传，见《名医录》云：南阳人，名机，仲景乃其字也。举孝廉，官至长沙太守，始受术于同郡张伯祖。时人言，识用精微过其师。所著论，其言精而奥，其法简而详，非浅闻寡见者所能及。自仲景于今八百余年，惟王叔和能学之，其间如葛洪、陶景、胡洽、徐之才、孙思邈辈，非不才也，但各自名家，而不能修明之。开宝中，节度使高继冲曾编录进上，其文理舛错，未尝考正。历代虽藏之书府，亦阙于雠校，是使治病之流，举天下无或知者。国家诏儒臣校正医书，臣奇续被其选。以为百病之急，无急于伤寒。今先校定张仲景《伤寒论》十卷，总二十二篇，证外合三百九十七法，除复重，定有一百一十二方，今请颁行。

> 太子右赞善大夫　臣高保衡
> 尚书屯田员外郎　臣孙奇
> 尚书司封郎中秘阁校理　臣林亿等
> 谨上

校正金匮玉函经疏

《金匮玉函经》与《伤寒论》同体而别名，欲人互相检阅而为表里，以防后世之亡逸，其济人之心，不已深乎！细考前后，乃王叔和撰次之书。缘仲景有《金匮录》，故以《金匮玉函》名，取宝而藏之之义也。王叔和，西晋人，为太医令，虽博好经方，其学专于仲景，是以独出于诸家之右。仲景之书，及今八百余年，不坠于地者，皆其力也。但此经自晋以来，传之既久，方证讹谬，辨论不伦，历代名医虽学之，皆不得仿佛。惟孙思邈粗晓其旨，亦不能修正之，况其下者乎？

国家诏儒臣校正医书，臣等先校定《伤寒论》，次校成此经，其文理或有与《伤寒论》不同者，然其义义皆通。圣贤之法，不敢臆断，故并两存之。凡八卷，依次旧目，总二十九篇，一百一十五方。

恭惟

主上，大明抚运，视民如伤，广颁其书，为天下生生之具，直欲跻斯民于寿域者矣。

治平三年正月十八日

太子右赞善大夫　臣高保衡

尚书员外郎　臣孙奇

尚书司封郎中秘阁校理　臣林亿等

谨上

二、两书目录对览

宋本《伤寒论》目录

《金匮玉函经》目录

卷第九

卷第十

【按】通过两书目录对照，可知宋本《伤寒论》前九卷的内容与《金匮玉函经》前五卷的内容大体相当，而《金匮玉函经》的后两卷则专门记载方剂，这是两书的一个不同之处。

其实《伤寒论》最初也是将全部方剂开列在书后的，直到唐代孙思邈"以方证同条，比类相附，须有检讨，仓卒易知"，才将各首方剂分别放在相应条文的后面。宋代"校正医书局"继承了孙思邈的做法，因此宋本《伤寒论》也是"方证同条"的。而《金匮玉函经》则保留了最初的样子。

两书存在不同的地方还有：

1. 宋本《伤寒论》首列脉法，分为"辨脉法""平脉法"两篇，而

《金匮玉函经》只有"辨脉"一篇。

2.宋本《伤寒论》有"伤寒例"一篇，疑为王叔和所撰，而《金匮玉函经》没有收载，但有"证治总例"一篇，作者待考。

3.太阳病内容在宋本《伤寒论》中分为上、中、下三篇，而在《金匮玉函经》中分为上、下两篇，其上篇的内容包括了宋本《伤寒论》上、中篇的内容。

4.《金匮玉函经》在"卷第七"之首，载有"方药炮制"一篇，为宋本《伤寒论》所无，特单录于下。

5.在《金匮玉函经》收录的方剂中，第三十六首为"柴胡加大黄芒硝桑螵蛸汤方"，第五十五首为"又大陷胸汤方"，第九十九首为"黄芩人参汤方"，第一百一十五首为"麦门冬汤方"，宋本《伤寒论》均不载。

附：方药炮制

凡野葛不入汤，入汤则杀人，不谓今葛根也。凡半夏不㕮咀，以汤洗十数度，令水清滑尽，洗不熟，有毒也。茱萸、椒之类，不㕮咀。生姜一斤，出汁三合半，生姜皆薄切之，乃捣绞取汁，汤成乃熟煮，如升数。无生者，用干者一两当二两。附子、大黄之类，皆破解，不㕮咀，或炮或生，皆去黑皮，刀刮取里白者，故曰中白。用木芍药，刮去皮。大枣擘，去核。厚朴即斜削如脯法。桂削去皮，用里黑润有味者为佳。细辛斩折之，麻黄亦折之，皆先煮数沸，生则令人烦，汗出不可止，折节益佳。用桃核、杏核，皆须泡去皮乃熬，勿取两人者，作汤不熬。巴豆去皮心，复熬变色。瞿麦、小草，斩折不㕮咀。石韦手扑，速吹去毛尽，曝令燥，复扑之，不尽令人淋。藜芦去头毛。葶苈皆熬黄黑色。巴豆、桃仁、杏仁，皆不可从药，别捣令如膏，乃稍纳药末中，更下粗罗。凡㕮咀药，欲如大豆，粗则药力不尽。凡煎药，皆去沫，沫浊难饮，令人烦。胶，乃成下，去滓，乃纳之，饴亦然。凡丸药，胶炙之乃可捣。用胶，炙令尽沸。凡捣丸药，欲各异捣，药有难易捣耳。凡煮药，用迟火，火驶药力不出尽，当以布绞之，绵不尽汁也。凡筛药，欲细筛，筛讫更合治之。和调蜜丸者，益杵数为佳。凡散石药，以药计分之，下绢筛佳。散药粗筛佳。凡作膏，欲生，熟则力少。

附遗

三、序、例对览

宋本《伤寒论》	《金匮玉函经》
·伤寒卒病论集	·证治总例
·伤寒例	

伤寒卒病论集 [1]

论曰：余每览越人入虢之诊，望齐侯之色，未尝不慨然叹其才秀也。怪当今居世之士，曾不留神医药，精究方术，上以疗君亲之疾，下以救贫贱之厄，中以保身长全，以养其生，但竞逐荣势，企踵权豪，孜孜汲汲，惟名利是务，崇饰其末，忽弃其本，华其外而悴其内，皮之不存，毛将安附焉？卒然遭邪风之气，婴非常之疾，患及祸至，而方震栗，降志屈节，钦望巫祝，告穷归天，束手受败，赍百年之寿命，持至贵之重器，委付凡医，恣其所措，咄嗟呜呼！厥身已毙，神明消灭，变为异物，幽潜重泉，徒为啼泣。痛夫！举世昏迷，莫能觉悟，不惜其命，若是轻生，彼何荣势之云哉！而进不能爱人知人，退不能爱身知己，遇灾值祸，身居厄地，蒙蒙昧昧，蠢若游魂。哀乎！趋世之士，驰竞浮华，不固根本，忘躯徇物，危若冰谷，至于是也。

余宗族素多，向余二百。建安纪年以来，犹未十稔，其死亡者，三分有二，伤寒十居其七。感往昔之沦丧，伤横夭之莫救，乃勤求古训，博采众方，撰用《素问》《九卷》《八十一难》《阴阳大论》《胎胪药录》并《平脉辨证》，为《伤寒杂病论》，合十六卷，虽未能尽愈诸病，庶可以见病知源，若能寻余所集，思过半矣。

夫天布五行，以运万类；人禀五常，以有五脏；经络腑俞，阴阳会通，玄冥幽微，变化难极，自非才高识妙，岂能探其理致哉！上古有神农、黄帝、岐伯、伯高、雷公、少俞、少师、仲文，中世有长桑、扁鹊，汉有公乘阳庆及仓公，下此以往，未之闻也。观今之医，不念思求经旨以演其所知，各承家技，终始顺旧，省疾问病，务在口给，相对斯须，便处汤药，按寸不及尺，握手不及足，人迎趺阳，三部不

---

[1] 此为张仲景原序。

证治总例 ①

夫二仪之内，惟人最灵，禀天地精英之气，故与天地相参。天一生水，刚柔渐形，是以人之始生，先成其精，脑髓既足，筋骨斯成，皮坚毛长，神舍于心，头圆法天，足方象地，两目应日月，九窍应九州，四肢应四时，十二节应十二月，五脏应五音，六腑应六律，手十指应十干，足十指、茎、垂应十二支，三百六十节以应一岁。天有风雨，人有喜怒；天有雷电，人有音声；天有阴阳，人有男女；月有大小，人有虚实。万物皆备，乃名为人，服食五味，以养其生。味有所偏，脏有所胜，气增而久，疾病乃成。诸经脏中，金木水火土，自相克贼，地水火风，复加相乘，水行灭火，土救其母，迭为胜负，脏气不精，此为害道。不知经脉，妄治诸经，使气血错乱，正气受刑，阴阳不和，十死一生。经云：地水火风，合和成人。凡人火气不调，举身蒸热；风气不调，全身强直，诸毛孔闭塞；水气不调，身体浮肿，胀满喘粗；土气不调，四肢不举，言无音声。火去则身冷，风止则气绝，水竭则无血，土败则身裂。愚医不思脉道，反治其病，使脏中金木水火土，互相攻克，如火炽然，重加以油，不可不慎。又使经脉者如流水迅急，能断其源者，此为上也。

凡四气合德，四神安和。人一气不调，百一病生；四神动作，四百四病，同时俱起。其有一百一病，不治自愈；一百一病，须治而愈；一百一病，难治难愈；一百一病，真死不治。

问曰：人随土地，得合阴阳，禀食五谷，随时相将，冬得温室，夏遂清凉，消渗调寒暑，四季不遭伤，恐惧畏无时，忽然致不祥。肺魄不能静，肝魂欲飞扬，心神失所养，脾肾亦乖方，六腑彷徨乱，何

---

① 此篇载于《金匮玉函经》"卷第一"，《金匮玉函经》中没有"伤寒卒病论集"和"伤寒例"。

参，动数发息，不满五十，短期未知决诊，九候曾无仿佛；明堂阙庭，尽不见察，所谓窥管而已。夫欲视死别生，实为难矣。

孔子云：生而知之者上，学则亚之，多闻博识，知之次也。余宿尚方术，请事斯语。

伤寒例第三 [①]

四时八节二十四气七十二候决病法

立春正月节斗指艮	雨水正月中指寅
惊蛰二月节指甲	春分二月中指卯
清明三月节指乙	谷雨三月中指辰
立夏四月节指巽	小满四月中指巳
芒种五月节指丙	夏至五月中指午
小暑六月节指丁	大暑六月中指未
立秋七月节指坤	处暑七月中指申
白露八月节指庚	秋分八月中指酉
寒露九月节指辛	霜降九月中指戌
立冬十月节指乾	小雪十月中指亥
大雪十一月节指壬	冬至十一月中指子
小寒十二月节指癸	大寒十二月中指丑

二十四气，节有十二，中气有十二。五日为一候，气亦同，合有七十二候，决病生死。此须洞解之也。

《阴阳大论》云：春气温和，夏气暑热，秋气清凉，冬气冰列，此则四时正气之序也。冬时严寒，万类深藏，君子固密，则不伤于寒，触冒之者，乃名伤寒耳。其伤于四时之气，皆能为病，以伤寒为毒者，以其最成杀厉之气也。中而即病者，名曰伤寒；不即病者，寒毒藏于

---

① 本篇原在"辨脉法第一""平脉法第二"之后，为了方便与右侧的"证治总例"对览，特前置于此。本篇疑为王叔和撰。

以致安康？非针药不定，盍自究精详？答曰：肝虚则目暗，其魂自飞扬；肺衰则气上，其魄自掩藏；心虚则不定，诸脏受迍殃；脾肾虚衰至，内结作痈疮；六腑病蝟集，诸脉失经常。及时加针药，勿使及沦亡。

古者上医相色，中医听声，下医诊脉，诊候之法，固是不易。又云：问而知之，别病深浅，命曰巧焉。上医相色知病者，色脉与身形不得相失，黑乘赤者死、赤乘青者生之类。中医听声知病者，声合五音，火闻水声，烦闷惊悸；木得金声，恐畏相刑；脾者土也，生育万物，回助四傍，善者不见，恶则归之，太过则四肢不举，不及则九窍不通，六识闭塞，犹如醉人，四季运转，终而复始。下医诊脉知病者，源流移转，四时逆顺，相害相生，审知脏腑之微，此为妙也。

夫诊法常以平旦，阴气未动，阳气未散，饮食未进，经脉未盛，络脉调匀，气血未乱，精取其脉，知其逆顺，必察四难而明告之。然愚医不能如斯，逆四难而生乱阶者，此为误也。

肝病治肺，心病折肾，其次取俞募，不令流转脏腑。见肝之病，当泻肺金、补肝木，木子火为父报仇，故火克金。子病以母补之，母病以子泻之。盖云：王者不受其邪，而为邪传，以得奸贼之侵，病及于一脏之中，五贼相害，于彼前路，当先断之一脏，不可再伤精神，不中数劳，次取俞募，其令五邪气当散去之。

凡妇人之病，比之男子，十倍难治。考诸经言，病本一体，所以难治者，妇人，众阴所集，常与湿居，十五以上，阴气浮溢，百想经心，内伤五脏，外损姿容，月水去留，前后交互，瘀血停凝，中路断绝，其中伤隳，不可俱论。生熟二脏，虚实交错，恶血内漏，气脉损竭，或饮食无度，损伤非一，或胎疮未愈，而合阴阳，或出行风来，便利穴厕之上，风从下入，便成十二痼疾。男子病者，众阳所归，常居于燥，阳气游动，强力施泄，便成劳损，损伤之病，亦众多矣。食草者力，食谷者智，食肉者勇。以金治金，真得其真；以人治人，真肌肤，至春变为温病，至夏变为暑病。暑病者，热极重于温也。是以辛苦之人，春夏多温热病者，皆由冬时触寒所致，非时行之气也。凡时行者，春时应暖而反大寒，夏时应热而反大凉，秋时应凉而反大热，冬时应寒而反大温，此非其时而有其气，是以一岁之中，长幼之病多相似者，此则时行之气也。夫欲候知四时正气为病及时行疫气之法，皆当按斗历占之。九月霜降节后，宜渐寒，向冬大寒，至正月雨水节后，宜解也。所以谓之雨水者，以冰雪解而为雨水故也。至惊蛰二月节后，气渐和暖，向夏大热，至秋便凉。从霜降以后，至春分以前，凡有触冒霜露，体中寒即病者，谓之伤寒也。九月十月，寒气尚微，为病则轻；十一月十二月，寒冽已严，为病则重；正月二月，寒渐将解，为病亦轻。此以冬时不调，适有伤寒之人，即为病也。其冬有非节之暖者，名为冬温。冬温之毒，与伤寒大异，冬温复有先后，更相重沓，亦有轻重，为治不同，证如后章。

从立春节后，其中无暴大寒，又不冰雪，而有人壮热为病者，此属春时阳气发于冬时伏寒，变为温病。从春分以后，至秋分节前，天有暴寒者，皆为时行寒疫也。三月四月，或有暴寒，其时阳气尚弱，为寒所折，病热犹轻；五月六月，阳气已盛，为寒所折，病热则重；七月八月，阳气已衰，为寒所折，病热亦微。其病与温及暑病相似，但治有殊耳。

十五日得一气，于四时之中，一时有六气，四六名为二十四气。然气候亦有应至仍不至，或有未应至而至者，或有至而太过者，皆成病气也。但天地动静，阴阳鼓击者，各正一气耳。是以彼春之暖，为夏之暑；彼秋之忿，为冬之怒。是故冬至之后，一阳爻升，一阴爻降也；夏至之后，一阳气下，一阴气上也。斯则冬夏二至，阴阳合也；春秋二分，阴阳离也。阴阳交易，人变病焉。此君子春夏养阳，秋冬养阴，顺天地之刚柔也。小人触冒，必婴暴疹。须知毒烈之气，留在何经，而发何病，详而取之。是以春伤于风，夏必飧泄；夏伤于暑，秋必病疟；秋伤于湿，冬必咳嗽；冬伤于寒，春必病温。此必然之道，可不审明之。

得入神。

凡欲和汤合药、灸刺之法，宜应精思，必通十二经脉，三百六十孔穴，营卫气行，知病所在，宜治之法，不可不通；汤散丸药，针灸膏摩，一如其法。然愚医不通十二经脉，不知四时之经，或用汤药倒错，针灸失度，顺方治病，更增他疾，惟至灭亡。故张仲景曰：哀哉烝民，枉死者半，可谓世无良医，为其解释。

吾常见愚人疾病，有三不治：重财轻命，一不治；服食不节，二不治；信邪贼药，三不治。若主候常存，形色未病，未入腠理，针药及时，服将调节，委以良医，病无不愈，咸共思之。又自非究明医术、素识明堂、流注者，则身中荣俞，尚不能知其所在，安能用针药以治疾哉。今列次第，以示后贤，使得传之万世。

张仲景曰：若欲治疾，当先以汤洗涤五脏六腑，开通经脉，理导阴阳，破散邪气，润泽枯槁，悦人皮肤，益人气血。水能净万物，故用汤也。若四肢病久，风冷发动，次当用散。散能逐邪风湿痹，表里移走，居无常处者，散当平之。次当用丸，丸能逐沉冷，破积聚，消诸坚症，进饮食，调营卫，能参合而行之者，可谓上工。医者意也，圣道非不妙，愚医不能寻圣意之要妙，怨嗟药石不治者，此为谬也，非圣人之过也。又能寻膏煎摩之者，亦古之例也。虚则补之，实则泻之，寒则散之，热则去之，不虚不实，以经取之。虚者十补，勿一泻之；实者泻之；虚实等者，泻勿太泄，膏煎摩之，勿使复也。若虚者重泻，真气绝；实者补之，重其疾。大热之气，寒以取之；盛热之气，以寒发之。又不须汗下而与汗下之者，此为逆也。仲景曰：不须汗而强与汗之者，夺其津液，令人枯竭而死；又须汗而不与汗之者，使诸毛孔闭塞，令人闷绝而死。又不须下而强与下之者，令人开肠洞泄，便溺不禁而死；又须下而不与下之者，令人心内懊恼，胀满烦乱，浮肿而死。又不须灸而强与灸之者，令人火邪入腹，干错五脏，重加其烦而死；又须灸而不与灸之者，使冷结重冰，久而弥固，气上冲心，伤寒之病，逐日浅深，以施方治。今世人伤寒，或始不早治，或治不对病，或日数久淹，困乃告医。医人又不依次第而治之，则不中病。皆宜临时消息制方，无不效也。今搜采仲景旧论，录其证候、诊脉声色、对病真方有神验者，拟防世急也。

又土地温凉，高下不同；物性刚柔，餐居亦异。是故黄帝兴四方之问，岐伯举四治之能，以训后贤，开其未悟者。临病之工，宜须两审也。

凡伤于寒，则为病热，热虽甚，不死。若两感于寒而病者，必死。

尺寸俱浮者，太阳受病也，当一二日发。以其脉上连风府，故头项痛，腰脊强。

尺寸俱长者，阳明受病也，当二三日发。以其脉夹鼻络于目，故身热、目痛、鼻干、不得卧。

尺寸俱弦者，少阳受病也，当三四日发。以其脉循胁络于耳，故胸胁痛而耳聋。此三经皆受病，未入于腑者，可汗而已。

尺寸俱沉细者，太阴受病也，当四五日发。以其脉布胃中，络于嗌，故腹满而嗌干。

尺寸俱沉者，少阴受病也，当五六日发。以其脉贯肾络于肺，系舌本，故口燥舌干而渴。

尺寸俱微缓者，厥阴受病也，当六七日发。以其脉循阴器络于肝，故烦满而囊缩。此三经皆受病，已入于腑，可下而已。

若两感于寒者，一日太阳受之，即与少阴俱病，则头痛口干、烦满而渴；二日阳明受之，即与太阴俱病，则腹满身热、不欲食、谵（之廉切，又女监切，下同）语；三日少阳受之，即与厥阴俱病，则耳聋、囊缩而厥，水浆不入，不知人者，六日死。若三阴三阳、五脏六腑皆受病，则荣卫不行，腑脏不通，则死矣。

其不两感于寒，更不传经，不加异气者，至七日，太阳病衰，头痛少愈也；八日，阳明病衰，身热少歇也；九日，少阳病衰，耳聋微闻也；十日，太阴病衰，腹减如故，则思饮食；十一日，少阴病衰，无地消散，病笃而死。又须珍贵之药，非贫家野居所能立办，由是怨嗟，以为药石无验者，此弗之思也。

问曰：凡和合汤药，治诸草石虫兽，用水升合，消减之法则云何？答曰：凡草木有根茎、枝叶、皮毛、花实，诸石有软硬、消走，诸虫有毛羽、甲角、头尾、骨足之属，有须烧炼炮炙，生熟有定，一如后法，顺方是福，逆之者殃。又或须皮去肉，或去皮须肉，或须根去茎，又须花须实，依方拣采，治削极令净洁，然后升合秤两，勿令参差。药有相生相杀，相恶相反，相畏相得，气力有强有弱，有君臣相理，佐使相持。若不广通诸经，焉知草木好恶？或医自以意加减，更不依方分配，使诸草石，强弱相欺，胜负不顺，入人腹内，不能治病，自相斗争，使人逆乱，力胜刀剑。若调和得宜，虽未去病，犹得利安五脏，令病无至增剧。若合治汤药，当取井花水，极令洁净，升斗勿令多少，煮之调和，一如其法。若合蜜丸，当须看第七卷，令童子杵之，极令细熟，杵数千百下，可至千万，过多益佳，依经文和合调匀，当以四时王相日造合，则所求皆得，穰灾灭恶，病者得瘥，死者更生。表针内药，与之令服，可调千金之药，内消无价之病。

夫用针刺者，先明其孔穴，补虚泻实，送坚付濡，以急随缓，营卫常行，勿失其理，行其针者，不乱乎心，口如衔索，目欲内视，消息气血，不得妄行。针入一分，知天地之气；针入二分，知呼吸之气；针入三分，知逆顺之气。针皮毛者，勿伤血脉；针血脉者，勿伤肌肉；针肌肉者，勿伤筋膜；针筋膜者，勿伤骨髓。经曰：东方甲乙木，主人筋膜魂；南方丙丁火，主人血脉神；西方庚辛金，主人皮毛魄；北方壬癸水，主人骨髓志；中央戊己土，主人肌肉智。针伤筋膜者，令人愕视失魂；针伤血脉者，令人烦乱失神；针伤皮毛者，令人上气失魄；针伤骨髓者，令人呻吟失志；针伤肌肉者，令人四肢不举，失智。针能杀生人，亦能起死人。

凡用针之法，补泻为先，呼吸应江汉，补泻应星斗，经纬有法则，渴止舌干，已而嚏也；十二日，厥阴病衰，囊纵，少腹微下，大气皆去，病人精神爽慧也。

若过十三日以上不间，寸尺陷者，大危。若更感异气，变为他病者，当依后坏病证而治之。若脉阴阳俱盛，重感于寒者，变成温疟；阳脉浮滑，阴脉濡弱者，更遇于风，变为风温；阳脉洪数，阴脉实大者，更遇温热，变为温毒，温毒为病最重也；阳脉濡弱，阴脉弦紧者，更遇温气，变为温疫（一本作：疟）。以此冬伤于寒，发为温病，脉之变证，方治如说。

凡人有疾，不时即治，隐忍冀差，以成痼疾。小儿女子，益以滋甚。时气不和，便当早言，寻其邪由，及在腠理，以时治之，罕有不愈者。患人忍之，数日乃说，邪气入脏，则难可制，此为家有患，备虑之要。凡作汤药，不可避晨夜，觉病须臾，即宜便治，不等早晚，则易愈矣。若或差迟，病即传变，虽欲除治，必难为力。服药不如方法，纵意违师，不须治之。

凡伤寒之病，多从风寒得之。始表中风寒，入里则不消矣。未有温覆而当不消散者。不在证治，拟欲攻之，犹当先解表，乃可下之。若表已解，而内不消，非大满，犹生寒热，则病不除。若表已解，而内不消，大满大实，坚有燥屎，自可除下之，虽四五日，不能为祸也。若不宜下，而便攻之，内虚热入，协热遂利，烦躁诸变，不可胜数，轻者困笃，重者必死矣。

夫阳盛阴虚，汗之则死，下之则愈；阳虚阴盛，汗之则愈，下之则死。夫如是，则神丹安可以误发？甘遂何可以妄攻？虚盛之治，相背千里，吉凶之机，应若影响，岂容易哉！况桂枝下咽，阳盛即毙；承气入胃，阴盛以亡。死生之要，在乎须臾，视身之尽，不暇计日。此阴阳虚实之交错，其候至微；发汗吐下之相反，其祸至速。而医术浅狭，懵然不知病源，为治乃误，使病者殒没，自谓其分。至今冤魂塞于冥路，死尸盈于旷野，仁者鉴此，岂不痛欤！

阴阳不相干。震为阳气始，兑为阴气终，坎为太玄华，坤为太阴精。欲补从卯南，欲泻从酉北，针入因日明，针出随月光。夫治阴阳风邪，身热脉大者，以烨针刺之；治诸邪风鬼疰、痛处少气，以毛针去之。凡用烨针者，除疾速也，先补五呼，刺入五分，留入十呼，刺入一寸，留二十呼，随师而将息之。刺急者，深内而久留之；刺缓者，浅内而疾发针；刺大者，微出其血；刺滑者，浅内而久留之；刺涩者，必得其脉，随其逆顺，久留之，疾出之，压穴勿出其血；刺诸小弱者，勿用大针。然气不足，宜调以甘药，余三针者，止中破痈坚、痛结、息肉也，非治人疾也。

夫用灸之法，头身、腹背、肩臂、手足偃仰侧，其上中诸部皆是阴阳荣卫、经络腧募孔穴，各有所主，相病正形，随五脏之脉，当取四时相害之脉，如浮沉滑涩，与灸之人，身有大小长短，骨节丰狭，不可以情取之，宜各以其部分尺寸量之，乃必得其正，诸度孔穴，取病人手大拇指第一节横度为一寸，四指为一部，亦言一夫，又以文理缝纵会言者，亦宜审详。

凡点灸法，皆取平正身体，不得倾侧、宽纵、缩狭也。若坐点则坐灸之，卧点则卧灸之，立点则立灸之，反此者，不得其穴。

凡诸言壮数者，皆以中平论也。若其人丁壮，病重者可复一倍；其人老弱、病微者，可复减半，然灸数可至二三百也，可复倍加火治之，不然则气不下沉，虽焦而病不愈。又新生小儿，满一期以还者，不过一七止，其壮数多少，随病大小也。

凡灸，须合阴阳。九部诸府，各有孔穴，而有多少，故头背为阳部，参阴而少；臂脚为阳部，亦参阴而少；胸为阴部，参阳而少；腹为阴部，亦参阳而少，此为阴阳、营卫、经脉事也。行壮多少，在数人病，随阴阳而灼灸之。若不知孔穴，勿妄灸之，使病增重。又人体腰以上为上部，腰以下为下部；外为阳部，内为阴部；营卫脏腑周流，名曰经络。是故丈夫四十以上，气在腰；妇人四十以上，气在乳，以凡两感病俱作，治有先后，发表攻里，本自不同，而执迷用意者，乃云神丹、甘遂合而饮之，且解其表，又除其里。言巧似是，其理实违。夫智者之举错也，常审以慎；愚者之动作也，必果而速。安危之变，岂可诡哉！世上之士，但务彼翕习之荣，而莫见此倾危之败，惟明者居然能护其本，近取诸身，夫何远之有焉？

凡发汗，温暖汤药，其方虽言日三服，若病剧不解，当促其间，可半日中尽三服。若与病相阻，即便有所觉。病重者，一日一夜，当晬时观之，如服一剂，病证犹在，故当复作本汤服之。至有不肯汗出，服三剂乃解。若汗不出者，死病也。

凡得时气病，至五六日，而渴欲饮水，饮不能多，不当与也，何者？以腹中热尚少，不能消之，便更与人作病也。至七八日，大渴，欲饮水者，犹当依证而与之。与之常令不足，勿极意也，言能饮一斗，与五升。若饮而腹满，小便不利，若喘若哕，不可与之也。忽然大汗出，是为自愈也。

凡得病，反能饮水，此为欲愈之病。其不晓病者，但闻病饮水自愈，小渴者，乃强与饮之，因成其祸，不可复数也。

凡得病，厥脉动数，服汤药更迟；脉浮大减小；初躁后静，此皆愈证也。

凡治温病，可刺五十九穴。又身之穴，三百六十有五，其三十穴，灸之有害；七十九穴，刺之为灾，并中髓也。

脉四损，三日死。平人四息，病人脉一至，名曰四损。

脉五损，一日死。平人五息，病人脉一至，名曰五损。

脉六损，一时死。平人六息，病人脉一至，名曰六损。

脉盛身寒，得之伤寒；脉虚身热，得之伤暑。脉阴阳俱盛，大汗出，不解者，死。脉阴阳俱虚，热不止者，死。脉至乍数乍疏者，死。脉至如转索，其日死。谵言妄语，身微热，脉浮大，手足温者，生。逆冷，脉沉细者，不过一日，死矣。此以前是伤寒热病证候也。

丈夫先衰于下，妇人先衰于上。灸之生熟，亦宜撙节之，法当随病迁转。大法：外气务生，内气务熟，其余随宜耳。头者，身之元首，人神之所注，气血精明，三百六十五络，皆归于头，头者，诸阳之会也。故头病必宜审之，灸其穴，不得乱灸，过多伤神，或阳精、玄精、阴魄再卒，是以灸头止得满百。背者是体之横梁，五脏之系着，太阳之会合，阴阳动发，冷热成病，灸大过熟，大害人也。臂脚、手足者，人之枝干，其神系于五脏六腑，随血脉出，能远近采物，临深履薄，养于诸经，其地狭浅，故灸宜少，过多则内神不得入，精神闭塞，否滞不仁，即手臂不举，故四肢之灸，不宜太熟也。然腹藏之内，性贪五味，无厌成疾，风寒固结，水谷不消，灸当宜熟。若大杼、脊中、肾俞、膀胱、八窌，可至二百壮；心主、手足太阴，可至六七十壮；三里、太溪、太冲、阴阳二泉、上下二廉，可至百壮；腹上、上管、下管、太仓、关元，可至一百壮；若病重者，三复之乃愈耳。若治诸沉结寒冷，必灸之宜熟，量病轻重而攻治之，表针内药，随宜用之，消息将之，与天同心，百年永安，终无横夭。此要略说之，非贤勿传，请秘而用之。

今以察色诊脉，辨病救疾，可行合宜之法，并方药，共成八卷，号为《金匮玉函经》，其篇目次第，列于卷首。

四、脉法对览

辨脉法第一

问曰：脉有阴阳，何谓也？答曰：**凡脉大、浮、数、动、滑，此名阳也；脉沉、涩、弱、弦、微，此名阴也。**凡阴病见阳脉者生，阳病见阴脉者死。

问曰：脉有阳结、阴结者，何以别之？答曰：其脉浮而数，能食，不大便**者，此为实，**名曰阳结**也，**期十七日当剧。其脉沉而迟，不能食，身体重，大便反**硬，**名曰阴结**也，**期十四日当剧。

问曰：病有洒淅恶寒而复发热者，何？答曰：阴脉不足，阳往从之；阳脉不足，阴往乘之。**曰：**何谓阳不足？答曰：假令寸口脉微，**名曰阳不足，**阴气上入阳中，则洒淅恶寒**也。曰：**何谓阴不足？答曰：尺脉弱，**名曰阴不足，**阳气下陷入阴中，则发热**也。**阳脉浮（一作：微），阴脉弱者，则血虚。血虚则筋急**也。**其脉沉者，**荣气微也。**其脉浮，而汗出如流珠者，卫气衰也。**荣气微者，**加烧针，则血留不行，**更发热而躁烦也。

脉（一云：秋脉）蔼蔼如车盖者，名曰阳结也。

脉（一云：夏脉）累累如循长竿者，名曰阴结也。

脉瞥瞥如羹上肥者，阳气**微也。**

脉萦萦如蜘蛛丝者，阳气（一云：阴气）衰也。

脉绵绵如泻漆之绝者，亡其血也。

脉来缓，时一止复来者，名曰结。脉来数，时一止复来者，名曰促（一作：纵）。脉阳盛则促，阴盛则结，此皆病脉。

阴阳相**抟，**名曰动。阳动则汗出，阴动则发热。形冷恶寒者，此三焦伤也。若数脉见于关上，上下无头尾，如豆大，厥厥动摇者，名

辨脉第二

问曰：脉有阴阳，何谓也？答曰：**脉大为阳，浮为阳，数为阳，动为阳，滑为阳；沉为阴，涩为阴，弱为阴，弦为阴，微为阴**。阴病见阳脉者生，阳病见阴脉者死。

问曰：脉有阳结、阴结者，何以别之？答曰：其脉**自**浮而数，能食，不大便，名曰阳结，期十七日当剧。其脉**自**沉而迟，不能食，身体重，大便反**坚**，名曰阴结，期十四日当剧。

问曰：病有洒淅恶寒而复发热者，何**也**？答曰：阴脉不足，阳往从之；阳脉不足，阴往乘之。何谓阳不足？答曰：假令寸口脉微，**为**阳不足。阴气上入阳中，则洒淅恶寒。何谓阴不足？答曰：尺脉弱，**为**阴不足，阳气下陷入阴中，则发热。

阳脉浮，阴脉弱者，则血虚。血虚则筋急。

其脉沉者，**营**气微也。其脉浮，而汗出如流珠者，卫气衰也。**营**气微，加烧针，血留不行，更发热而**燥**烦也。

脉蔼蔼如车盖者，名曰阳结也。

脉累累如循长竿者，名曰阴结也。

脉聂聂如吹榆荚者，名曰散也。

脉瞥瞥如羹上肥者，阳气**脱**也。

脉萦萦如蜘蛛丝者，阳气衰也。

脉绵绵如泻漆之绝者，亡其血也。

脉来缓，时一止复来者，名曰结。脉来数，时一止复来者，名曰促。脉阳盛则促，阴盛则结，此皆病脉。

阴阳相**搏**，名曰动。阳动则汗出，阴动则发热。形冷恶寒者，此三焦伤也。若数脉见于关上，上下无头尾，如豆大，厥厥动摇者，名曰动也。

阳脉浮大而濡，阴脉浮大而濡，阴脉与阳脉同等者，名曰缓也。

脉浮而紧者，名曰弦也。弦者，状如弓弦，按之不移也。脉紧者，如转索无常也。

脉弦而大，弦则为减，大则为芤，减则为寒，芤则为虚，寒虚相抟，此名为革。妇人则半产、漏下，男子则亡血、失精。

问曰：病有战而汗出，因得解者，何也？答曰：脉浮而紧，按之反芤，此为本虚，故当战而汗出也。其人本虚，是以发战。以脉浮，故当汗出而解也。若脉浮而数，按之不芤，此人本不虚，若欲自解，但汗出耳，不发战也。

问曰：病有不战而汗出解者，何也？答曰：脉大而浮数，故知不战汗出而解也。

问曰：病有不战、不汗出而解者，何也？答曰：其脉自微，此以曾发汗，若吐、若下、若亡血，以内无津液，此阴阳自和，必自愈，故不战、不汗出而解也。

问曰：伤寒三日，脉浮数而微，病人身凉和者，何也？答曰：此为欲解也，解以夜半。脉浮而解者，濈然汗出也；脉数而解者，必能食也；脉微而解者，必大汗出也。

问曰：脉病，欲知愈、未愈者，何以别之？答曰：寸口、关上、尺中三处，大小、浮沉、迟数同等，虽有寒热不解者，此脉阴阳为和平，虽剧当愈。

师曰：立夏得洪（一作：浮）大脉，是其本位。其人病身体苦疼重者，须发其汗。若明日身不疼不重者，不须发汗。若汗濈濈自出者，明日便解矣。何以言之？立夏脉洪大，是其时脉，故使然也。四时仿此。

问曰：凡病欲知何时得、何时愈？答曰：假令夜半得病者，明日日中愈；日中得病者，夜半愈。何以言之？日中得病，夜半愈者，以曰动也。

阳脉浮大而濡，阴脉浮大而濡，阴与阳同等者，名曰缓也。

脉浮而紧者，名曰弦也。弦者，状如弓弦，按之不移也。脉紧者，如转索无常也。

脉弦而大，弦**即**为减，大**即**为芤，减**即**为寒，芤**即**为虚，寒虚相**搏，脉即**为革。妇人**即**半产、漏下，男子**即**亡血、失精。

问曰：病有战而汗出，**自**得解者，何也？答曰：**其**脉浮而紧，按之反芤，此为本虚，故当战而汗出也。其人本虚，是以发战。以脉浮，故当汗**出**而解。若脉浮而数，按之不芤，此本不虚，若欲自解，但汗出耳，**即**不发战也。

问曰：病有不战而汗出解者，何也？答曰：**其**脉大而浮数，故知不战汗出而解也。

问曰：病有不战、**复**不汗而解者，何也？答曰：其脉自微，此以曾发汗，若吐、若下、若亡血，内无津液，阴阳自和，必自愈，故不战、不汗而解也。

问曰：伤寒三日，**其**脉浮数而微，病人身**自**凉和者，何也？答曰：此为欲解也，解以夜半。脉浮而解者，濈然汗出也；脉数而解者，必能食也；脉微而解者，必大汗出也。

问曰：脉病，欲知愈、未愈者，何以别之？答曰：寸口、关上、尺中三处，大小、浮沉、迟数同等，虽有寒热不解者，此脉阴阳为和平，虽剧当愈。

师曰：立夏得洪大脉，是其本位。其人病身体苦疼重者，须发其汗。若明日身不疼不重者，不须发汗。若汗濈濈**然**自出者，明日便解矣。何以言之？立夏脉洪大（一本作：浮大），是其时脉，故使然也。四时仿此。

问曰：凡病欲知何时得、何时愈？答曰：假令夜半得病者，日中愈；日中得病者，夜半愈。何以言之？日中得病，夜半愈者，以阳得阳得阴则解也；夜半得病，**明日**日中愈者，以阴得阳则解也。

寸口脉，浮**为**在表，沉**为**在里，数**为**在腑，迟**为**在脏。假令脉迟，此为在脏**也**。

趺阳脉浮而涩，少阴脉如经**者**，其病在脾，法当下利。何以知之？**若**脉浮大者，气实血虚也。今趺阳脉浮而涩，故知脾气不足，胃气虚也。以少阴脉弦而浮（一作：沉），才见此为调脉，故称如经**也**。**若**反滑**而**数者，故知当屎脓也（《玉函》作：溺）。

寸口脉浮而紧，浮**则**为风，紧**则**为寒，风**则**伤卫，寒**则**伤荣。荣卫俱病，骨节烦疼，当发其汗也。

趺阳脉迟而缓，胃气如经也。趺阳脉浮而数，浮**则**伤胃，数**则**动脾，此非本病，医特下之所为也。**荣卫内陷**，其数先微，脉反但浮，其人必大便硬，气噫而除。何以言之？**本以**数脉动脾，其数先微，故知脾气不治，大便硬，气噫而除。今脉反浮，其数改微，邪气独留，心中则饥，邪热不杀谷，潮热发渴，数脉当迟缓，脉因前后度数如法，病者则饥，数脉不时，则生恶疮也。

师曰：病人脉微而涩者，此为医所病也。大发其汗，又数大下之，其人亡血，病当恶寒，**后乃**发热，无休止时。夏月盛热，欲著复衣；冬月盛寒，欲裸其**身**。所以然者，阳微则恶寒，阴弱则发热，**此**医发其汗，使阳气微，又大下之，令阴气弱。五月之时，阳气在表，胃中虚冷，**以阳气内微**，不能胜冷，故欲著复衣；十一月之时，阳气在里，胃中烦热，**以阴气内弱**，不能胜热，故欲裸其**身**。又阴脉迟涩，故知亡血也。

脉浮而大，心下反**硬**，有热。属脏者，攻之，不令发汗；属腑者，不令溲数，溲数则**大便硬**。汗多则热愈，汗少**则**便难，脉迟尚未可攻。

阴则解也；夜半得病，日中愈者，以阴得阳则解也。

夫寸口脉，浮在表，沉在里，数在腑，迟在脏。假令脉迟，此为在脏。

跌阳脉浮而涩，少阴脉如经，其病在脾，法当下利。何以知之？脉浮**而**大者，气实血虚也。今跌阳脉浮而涩，故知脾气不足，胃气虚也。以少阴脉弦而浮，才见此为调脉，故称如经。**而**反滑数者，故知当**溺脓**也。

寸口脉浮而紧，浮**即**为风，紧**即**为寒，风**即**伤卫，寒**即**伤荣。荣卫俱病，骨节烦疼，当发其汗也。

跌阳脉迟而缓，胃气如经也。跌阳脉浮而数，浮则伤胃，数则动脾，此非本病，医特下之所为也。**营**卫内陷，其数先微，脉反但浮，其人必大便**坚**，气噫而除。何以言之？**脾脉本缓，今**数脉动脾，其数先微，故知脾气不治，大便**坚**，气噫而除。今脉反浮，其数改微，邪气独留，心中则饥，邪热不杀谷，潮热发渴，数脉当迟缓，脉因前后度数如法，病者则饥，数脉不时，则生恶疮也。

师曰：病人脉微而涩者，此为医所病也。大发其汗，又数大下之，其人亡血，病当恶寒，**而**发热无休止时。夏月盛热，**而**欲著复衣；冬月盛寒，**而**欲裸其**体**。所以然者，阳微**即**恶寒，阴弱**即**发热，医发其汗，使阳气微，又大下之，令阴气弱。五月之时，阳气在表，胃中虚冷，**内以阳微**，不能胜冷，故欲著复衣；十一月之时，阳气在里，胃中烦热，**内以阴弱**，不能胜热，故欲裸其**体**。又阴脉迟涩，故知亡血也。

脉浮而大，心下反**坚**，有热。属脏者，攻之，不令发汗；属腑者，不令溲数，溲数则便难。汗多则热愈，汗少**即**便难，脉迟尚未可攻。

跌阳脉数微涩，少阴反坚，微即下逆，涩即躁烦，少阴坚者，便即为难。汗出在头，谷气为下。便难者，令微溏，不令汗出，甚者遂不得便，烦逆鼻鸣，上竭下虚，不得复还。

脉浮而洪，**身**汗如油，喘而不休，水浆不下，形体不仁，乍静乍乱，此为命绝也。**又**未知何脏先受其灾？若汗出发润，喘不休者，此为肺**先**绝也；阳反独留，形体如烟熏，直视摇头**者**，此为心绝**也**；唇吻反青，四肢漐习**者**，此为肝绝**也**；环口黧黑，柔汗发黄者，此为脾绝**也**；溲便遗失，狂言，目反直视**者**，此为肾绝。又未知何脏阴阳前绝？若阳气**前**绝，阴气后竭**者**，其人死，身色必青；阴气**前**绝，阳气后竭**者**，其人死，身色必赤，腋下温，心下热也。

寸口脉浮大，**而**医反下之，此为大逆。浮则无血，大则为寒，寒气相**抟**，则为肠鸣。医乃不知，而反饮**冷**水，令汗大出，水得寒气，冷必相搏，其人即**饐**（音噎，下同）。

趺阳脉浮，浮则为虚，浮虚相**抟**，故令气**饐**，言胃气虚竭也。脉滑则为哕。此为医咎，责虚取实，守空迫血。脉浮，**鼻中**燥者，必**衄**也。

诸脉浮数，当发热而洒淅恶寒。若有痛处，饮食如常者，畜积有脓也。

脉浮而迟，面热赤而战惕者，六七日当汗出而解。反发热者，差迟。迟为无阳，不能作汗，其身必痒也。

寸口脉阴阳俱紧**者**，法当清邪中**于**上**焦**，浊邪中**于**下**焦**。清邪中上，名曰洁**也**；浊邪中下，名曰浑**也**。阴中于邪，必内栗**也**。表气微虚，里气**不**守，故使邪中于阴也。阳中于邪，必发热头痛，项强颈挛，腰痛胫酸，所**为**阳中雾露之气，故曰清邪中上。浊邪中下，阴气为栗，足膝逆冷，**便溺**妄出，表气微虚，里气微急，三焦相溷，内外不通。上焦怫（音佛，下同）郁，脏气相熏，口烂食龂**也**。中焦不治，胃气上冲，脾气不转，胃中为浊，荣卫不通，血凝不流。**若**卫气前通**者**，小便赤黄，与热相**抟**，因热作使，游于经络，出入脏腑，热气所脉浮而洪，躯汗如油，喘而不休，水浆不下，形体不仁，乍静乍乱，此为命绝。未知何脏先受其灾？若汗出发润，喘而不休，此为肺绝；阳反独留，形体如烟熏，直视摇头，此为心绝；唇吻反青，四肢絷习，此为肝绝；环口黧黑，柔汗发黄，此为脾绝；溲便遗失，狂言，目反直视，此为肾绝。又未知何脏阴阳前绝？若阳气先绝，阴气后竭，其人死，身色必青，肉必冷；阴气先绝，阳气后竭，其人死，身色必赤，腋下温，心下热也。

寸口脉浮大，医反下之，此为大逆。浮即无血，大即为寒，寒气相搏，即为肠鸣。医乃不知，而反饮之水，令汗大出，水得寒气，冷必相搏，其人即噎。

趺阳脉浮，浮即为虚，浮虚相搏，故令气噎，言胃气虚竭也。脉滑则为哕。此为医咎，责虚取实，守空迫血。脉浮，鼻口燥者，必衄。

诸脉浮数，当发热而洒淅恶寒。若有痛处，饮食如常者，畜积有脓也。

脉浮而迟，面热赤而战惕者，六七日当汗出而解。反发热者，差迟。迟为无阳，不能作汗，其身必痒也。

脉虚者，不可吐、下、发汗，其面反有热色，为欲解。不能汗出，其身必痒。

寸口脉阴阳俱紧，法当清邪中上，浊邪中下。清邪中上，名曰洁；浊邪中下，名曰浑。阴中于邪，必内栗。表气微虚，里气失守，故使邪中于阴也。阳中于邪，必发热头痛，项强颈挛，腰痛胫酸，所谓阳中雾露之气，故曰清邪中上。浊邪中下，阴气为栗，足膝逆冷，溲便妄出，表气微虚，里气微急，三焦相溷，内外不通。若上焦怫郁，脏气相熏，口烂食龂。若中焦不治，胃气上冲，脾气不转，胃中为浊，荣卫不通，血凝不流。卫气前通，小便赤黄，与热相搏，因热作使，游于经络，出入脏腑，热气所过，即为痈脓。阴气前通，阳气厥微，过，则为痈脓。**若**阴气前通**者**，阳气厥微，阴无所使，客气内入，嚏而出之，声嗢（乙骨切）咽塞，寒厥相追，为热所拥，血凝自下，状如豚肝。阴阳俱厥，脾气弧弱，五液注下。下焦不**盍**（一作：阖），清便下重，令便数难，**齐**筑湫痛，命将难全。

脉阴阳俱紧**者**，口中气出，唇口干燥，蜷卧足冷，鼻中涕出，舌上胎滑，勿妄治也。到七日**以来**，其人微发热，手足温**者**，此为欲解；或到八日**以上**，反大发热**者**，此为难治。设**使**恶寒者，必欲呕**也**；腹**内**痛者，必欲利也。

脉阴阳俱紧，至于吐利，其脉独不解，紧去**入**安，此为欲解。若脉迟，至六七日，不欲食，此为晚发，水停故也，为未解；食自可者，为欲解。

病六七日，手足三部脉皆至，大烦**而**口噤不能言，其人躁扰**者**，必欲解**也**。若脉和，其人大烦，目重，**睑**内际黄者，**此**欲解**也**。

脉浮而数，浮为风，数为虚，风**为热**，虚**为寒**，风虚相**抟**，则洒淅恶寒也。

脉浮而滑，浮为阳，滑为实，阳实相**抟**，其脉数疾，卫气失度。浮滑之脉数疾，发热汗出者，此为不治。

伤寒，咳逆上气，**其**脉**散者**，死。**谓**其形损**故也**。

阴无所使，客气内入，嚏而出之，声嗢咽塞，寒厥相追，为热所拥，血凝自下，状如豚肝。阴阳俱厥，脾气弧弱，五液注下。**若**下焦不**阖**，清便下重，令便数难，**脐**筑湫痛，命将难全。

脉阴阳俱紧，口中气出，唇口干燥，蜷卧足冷，鼻中涕出，舌上胎滑，勿妄治也。到七日**已**来，其人微发热，手足温，此为欲解；或到八日**已**上，反大发热，此为难治。设恶寒者，必欲呕；腹痛者，必欲利也。

脉阴阳俱紧，至于吐利，其脉独不解，紧去**人**安，此为欲解。若脉迟，至六七日，不欲食，此为晚发，水停故也，为未解；食自可者，为欲解。

病六七日，手足三部脉皆至，大烦，口噤不能言，其人躁扰，必欲解。若脉和，其人大烦，目重，**睑**内际黄，**亦为欲解**。

脉浮而数，浮即为风，数**即**为虚，风**即发热**，虚**即恶**寒，风虚相**搏**，则洒淅恶寒**而发热**也。

趺阳脉浮而微，浮即为虚，微即汗出。

脉浮而滑，浮**即**为阳，滑**即**为实，阳实相**搏**，其脉数疾，卫气失度。浮滑之脉数疾，发热汗出者，此为不治。

脉散，其**人**形损，伤寒**而**咳上气者，死。

脉微而弱，微即为寒，弱即发热，当骨节疼痛，烦而极出汗。

寸口脉濡而弱，濡即恶寒，弱即发热。濡弱相搏，脏气衰微，胸中苦烦。此非结热，而反劫之，居水渍布，冷铫贴之，阳气遂微。诸腑无所依，阴脉凝聚，结在心下，而不肯移。胃中虚冷，水谷不化，小便纵通，复不能多。微则可救，聚寒在心下，当奈何？

平脉法第二

　　问曰：脉有三部，阴阳相乘。荣卫血气，在人体躬。呼吸出入，上下于中，因息游布，津液流通。随时动作，效象形容，春弦秋浮，冬沉夏洪。察色观脉，大小不同，一时之间，变无经常，尺寸参差，或短或长。上下乖错，或存或亡。病辄改易，进退低昂。心迷意惑，动失纪纲。愿为具陈，令得分明。

　　师曰：子之所问，道之根源。脉有三部，尺寸及关。

　　荣卫流行，不失衡铨。

　　肾沉心洪，肺浮肝弦，此自经常，不失铢分。

　　出入升降，漏刻周旋，水下百刻，一周循环。

平脉法第二 ①

问曰：脉有三部，阴阳相乘。荣卫血气，在人体躬。呼吸出入，上下于中，因息游布，津液流通。随时动作，效象形容，春弦秋浮，冬沉夏洪。察色观脉，大小不同，一时之间，变无经常，尺寸参差，或短或长。上下乖错，或存或亡。病辄改易，进退低昂。心迷意惑，动失纪纲。愿为具陈，令得分明。

师曰：子之所问，道之根源。脉有三部，尺寸及关。

寸为上部，关为中部，尺为下部。

荣卫流行，不失衡铨。

衡铨者，称也，可以称量轻重。《内经》曰：春应中规，夏应中矩，秋应中衡，冬应中权。荣行脉中，卫行脉外，荣卫与脉，相随上下，应四时，不失其常度。

肾沉心洪，肺浮肝弦，此自经常，不失铢分。

肾，北方水，王于冬，而脉沉。心，南方火，王于夏，而脉洪。肺，西方金，王于秋，而脉浮。肝，东方木，王于春，而脉弦。此为经常，铢分之不差也。

出入升降，漏刻周旋，水下二刻，一周循环。

人身之脉，计长一十六丈二尺，一呼脉行三寸，一吸脉行三寸，一呼一吸为一息，脉行六寸。一日一夜，漏水下百刻，人一万三千五百息，脉行八百一十丈，五十度周于身。则一刻之中，人一百三十五息，脉行八丈一尺。水下二刻，人二百七十息，脉行一十六丈二尺，一周于身也。脉经之行，终而复始，若循环之无端也。

---

① 《金匮玉函经》无"平脉法"。今置《注解伤寒论》"平脉法"于右页，内含成无己注释，与宋本《伤寒论》"平脉法"对览。

当复寸口，虚实见焉。

变化相乘，阴阳相干。风则浮虚，寒则牢坚。沉潜水滀，支饮急弦。动则为痛，数则热烦。

设有不应，知变所缘。三部不同，病各异端。

大过可怪，不及亦然，邪不空见，**终**必有奸，审察表里，三焦别焉。知其所舍，消息诊看，料度腑脏，独见若神。为子条记，传与贤人。

师曰：呼吸者，脉之头也。

初持脉，来疾去迟，此出疾入迟，名曰内虚外实也。初持脉，来迟去疾，此出迟入疾，名曰内实外虚也。

问曰：上工望而知之，中工问而知之，下工脉而知之，愿闻其说。

当复寸口，虚实见焉。

经脉之始，从中焦注于手太阴寸口，二百七十息，脉行一周身，复还至于寸口。寸口为脉之经始，故以诊视虚实焉。经曰：虚实死生之要，皆见于寸口之中。

变化相乘，阴阳相干。风则浮虚，寒则牢坚。沉潜水**畜**，支饮急弦。动则为痛，数则热烦。

风伤阳，故脉浮虚；寒伤阴，故脉牢坚；畜积于内者，谓之水畜，故脉沉潜；支散于外者，谓之支饮，故脉急弦。动则阴阳相搏，相搏则痛生焉。数为阳，邪气胜，阳胜则热烦焉。

设有不应，知变所缘。三部不同，病各异端。

脉与病不相应者，必缘传变之所致。三部以候五脏之气，随部察其虚实焉。

太过可怪，不及亦然，邪不空见，**中**必有奸，审察表里，三焦别焉。知其所舍，消息诊看，料度腑脏，独见若神。为子条记，传与贤人。

太过、不及之脉，皆有邪气干于正气，审看在表在里，入腑入脏，随其所舍而治之。

师曰：呼吸者，脉之头也。

《难经》曰：一呼脉行三寸，一吸脉行三寸，以脉随呼吸而行，故言脉之头也。

初持脉，来疾去迟，此出疾入迟，名曰内虚外实也。初持脉，来迟去疾，此出迟入疾，名曰内实外虚也。

外为阳，内为阴。《内经》曰：来者为阳，去者为阴。是出以候外，入以候内。疾为有余，有余则实；迟为不足，不足则虚。来疾去迟者，阳有余而阴不足，故曰内虚外实；来迟去疾者，阳不足而阴有余，故曰内实外虚。

问曰：上工望而知之，中工问而知之，下工脉而知之，愿闻其说。

师曰：病家人请，云病人苦发热，身体疼，病人自卧。师到，诊其脉，沉而迟者，知其差也。何以知之？若表有病者，脉当浮大，今脉反沉迟，故知愈也。

假令病人云，腹内卒痛，病人自坐。师到，脉之，浮而大者，知其差也。何以知之？若里有病者，脉当沉而细，今脉浮大，故知愈也。

师曰：病家人来请，云病人发热，烦极。明日师到，病人向壁卧，此热已去也。设令脉不和，处言已愈。

设令向壁卧，闻师到，不惊起而盼视，若三言三止，脉之，咽唾者，此诈病也。设令脉自和，处言**此**病大重，当须服吐下药，针灸数十百处，乃愈。

师持脉，病人欠者，无病也。

脉之，呻者，病也。

言迟者，风也。

师曰：病家人请，云病人苦发热，身体疼，病人自卧。师到，诊其脉，沉而迟者，知其差也。何以知之？表有病者，脉当浮大，今脉反沉迟，故知愈也。

望以观其形证，问以知其所苦，脉以别其表里。病苦发热、身疼，邪在表也，当卧不安，而脉浮数。今病人自卧，而脉沉迟者，表邪缓也，是有里脉而无表证，则知表邪当愈也。

假令病人云，腹内卒痛，病人自坐。师到，脉之，浮而大者，知其差也。何以知之？若里有病者，脉当沉而细，今脉浮大，故知愈也。

腹痛者，里寒也。痛甚则不能起，而脉沉细。今病人自坐，而脉浮大者，里寒散也，是有表脉而无里证也，则知里邪当愈。是望证、问病、切脉三者相参而得之，可为十全之医。《针经》曰：知一为上，知二为神，知三神且明矣。

师曰：病家人来请，云病人发热，烦极。明日师到，病人向壁卧，此热已去也。设令脉不和，处言已愈。

发热、烦极，则不能静卧。今向壁静卧，知热已去。

设令向壁卧，闻师到，不惊起而盼视，若三言三止，脉之，咽唾者，此诈病也。设令脉自和，处言**汝**病大重，当须服吐下药，针灸数十百处，乃愈。

诈病者，非善人，以言恐之，使其畏惧则愈。医者意也，此其是欤？

师持脉，病人欠者，无病也。

《针经》曰：阳引而上，阴引而下，阴阳相引，故欠。阴阳不相引，则病；阴阳相引则和。是欠者，无病也。

脉之，呻者，病也。

呻，为呻吟之声，身有所苦则然也。

言迟者，风也。

风客于中，则经络急，舌强难运用也。

摇头言者，里痛也。

行迟者，表强也。

坐而伏者，短气也。

坐而下一脚者，腰痛也。

里实护腹，如怀卵物者，心痛也。

师曰：伏气之病，以意候之，今月之内，欲有伏气。假令旧有伏气，当须脉之。若脉微弱者，当喉中痛似伤，非喉痹也。病人云，实咽中痛。虽尔，今复欲下利。

问曰：人恐怖者，其脉何状？师曰：脉形如循丝累累然，其面白脱色也。

问曰：人不饮，其脉何类？师曰：脉自涩，唇口干燥也。

问曰：人愧者，其脉何类？师曰：脉浮，而面色乍白乍赤。

摇头言者，里痛也。

里有病，欲言，则头为之战摇。

行迟者，表强也。

表强者，由筋络引急，而行步不利也。

坐而伏者，短气也。

短气者，里不和也，故坐而喜伏。

坐而下一脚者，腰痛也。

《内经》曰：腰者，身之大关节也。腰痛，为大关节不利，故坐不能正，下一脚，以缓腰中之痛也。

里实护腹，如怀卵物者，心痛也。

心痛，则不能伸仰，护腹以按其痛。

师曰：伏气之病，以意候之，今月之内，欲有伏气。假令旧有伏气，当须脉之。若脉微弱者，当喉中痛似伤，非喉痹也。病人云，实咽中痛。虽尔，今复欲下利。

冬时感寒，伏藏于经中，不即发者，谓之伏气。至春分之时，伏寒欲发，故云今月之内，欲有伏气。假令伏气已发，当须脉之，审在何经。得脉微弱者，知邪在少阴，少阴之脉，循喉咙，寒气客之，必发咽痛。肾司开阖，少阴治在下焦，寒邪内甚，则开阖不治，下焦不约，必成下利。故云：虽尔咽痛，复欲下利。

问曰：人**病**恐怖者，其脉何状？师曰：脉形如循丝累累然，其面白脱色也。

《内经》曰：血气者，人之神。恐怖者，血气不足，而神气弱也。脉形似循丝累累然，面白脱色者，《针经》曰：血夺者，色夭然不泽。其脉空虚，是知恐怖，为血气不足。

问曰：人不饮，其脉何类？师曰：**其脉自涩**，唇口干燥也。

涩为阴，虽主亡津液，而唇口干燥，以阴为主内，故不饮也。

问曰：人愧者，其脉何类？师曰：脉浮，而面色乍白乍赤。

问曰：经说，脉有三菽、六菽重者，何谓也？师曰：脉，人以指按之，如三菽之重者，肺气也；如六菽之重者，心气也；如九菽之重者，脾气也；如十二菽之重者，肝气也；按之至骨者，肾气也。（菽者，小豆也。）

假令下利，寸口、关上、尺中悉不见脉，然尺中时一小见，脉再举头（一云：按投）者，肾气也。若见损脉来至，为难治。（肾为脾所胜，脾胜不应时。）

问曰：脉有相乘，有纵有横，有逆有顺，何谓也？师曰：水行乘火，金行乘木，名曰纵；火行乘水，木行乘金，名曰横；水行乘金，火行乘木，名曰逆；金行乘水，木行乘火，名曰顺也。

问曰：脉有残贼，何谓也？师曰：脉有弦、紧、浮、滑、沉、涩，此六脉，名曰残贼，能为诸脉作病也。

愧者，羞也。愧则神气怯弱，故脉浮，而面色变改不常也。

问曰：经说，脉有三菽、六菽重者，何谓也？师曰：脉**者**，人以指按之，如三菽之重者，肺气也；如六菽之重者，心气也；如九菽之重者，脾气也；如十二菽之重者，肝气也；按之至骨者，肾气也。

菽，豆也。《难经》曰：如三菽之重，与皮毛相得者，肺部也；如六菽之重，与血脉相得者，心部也；如九菽之重，与肌肉相得者，脾部也；如十二菽之重，与筋平者，肝部也；按之至骨，举指来疾者，肾部也。各随所主之分，以候脏气。

假令下利，寸口、关上、尺中悉不见脉，然尺中时一小见，脉再举头者，肾气也。若见损脉来至，为难治。

《脉经》曰：冷气在胃中，故令脉不通。下利不见脉，则冷气客于脾胃。今尺中时一小见，为脾虚肾气所乘。脉再举头者，脾为肾所乘也。若尺中之脉更或减损，为肾气亦衰，脾复胜之，鬼贼相刑，故云难治。是脾胜不应时也。

问曰：脉有相乘，有纵有横，有逆有顺，何也？师曰：水行乘火，金行乘木，名曰纵；火行乘水，木行乘金，名曰横；水行乘金，火行乘木，名曰逆；金行乘水，木行乘火，名曰顺也。

金胜木，水胜火。纵者，言纵任其气，乘其所胜；横者，言其气横逆，反乘所不胜也。纵横，与恣纵恣横之义通。水为金子，火为木子，子行乘母，其气逆也；母行乘子，其气顺也。

问曰：脉有残贼，何谓也？师曰：脉有弦、紧、浮、滑、沉、涩，此六**者**，名曰残贼，能为诸脉作病也。

为人病者，名曰八邪，风寒暑湿伤于外也，饥饱劳逸伤于内也。经脉者，荣卫也。荣卫者，阴阳也。其为诸经脉作病者，必由风寒暑湿，伤于荣卫，客于阴阳之中，风则脉弦，寒则脉紧，中暑则脉滑，中湿则脉涩，伤于阴则脉沉，伤于阳则脉浮。所以谓之残贼者，伤良曰残，害良曰贼，以能伤害正气也。

问曰：脉有灾怪，何谓也？师曰：假令人病，脉得太阳，与形证相应，因为作汤。比还送汤，如食顷，病人乃大吐，若下利，腹中痛。师曰，我前来不见此证，今乃变异，是名灾怪。又问曰：何缘作此吐利？答曰：或有旧时服药，今乃发作，故**为灾怪耳**。

问曰：东方肝脉，其形何似？师曰：肝者木也，名厥阴，其脉微弦濡弱而长，是肝脉也。肝病自得濡弱者，愈也。

假令得纯弦脉者，死。何以知之？以其脉如弦直，**此**是肝脏伤，故知死也。

南方心脉，其形何似？师曰：心者火也，名少阴，其脉洪大而长，是心脉也。心病自得洪大者，愈也。

假令脉来微去大，故名反，病在里也。脉来头小本大，故名复，病在表也。上微头小者，则汗出；下微本大者，则为关格不通，不得尿。头无汗者可治，有汗者死。

问曰：脉有灾怪，何谓也？师曰：假令人病，脉得太阳，与形证相应，因为作汤。比还送汤，如食顷，病人乃大吐，若下利，腹中痛。师曰，我前来不见此证，今乃变异，是名灾怪。又问曰：何缘作此吐利？答曰：或有旧时服药，今乃发作，故名灾怪耳。

医以脉证与药相对而反变异，为其灾可怪，故名灾怪。

问曰：东方肝脉，其形何似？师曰：肝者木也，名厥阴，其脉微弦濡弱而长，是肝脉也。肝病自得濡弱者，愈也。

《难经》曰：春脉弦者，肝，东方木也，万物始生，未有枝叶，故脉来濡弱而长，故曰弦。是肝之平脉，肝病得此脉者，为肝气已和也。

假令得纯弦脉者，死。何以知之？以其脉如弦直，是肝脏伤，故知死也。

纯弦者，为如弦直而不软，是中无胃气，为真脏之脉。《内经》曰：死肝脉来，急益劲，如新张弓弦。

南方心脉，其形何似？师曰：心者火也，名少阴，其脉洪大而长，是心脉也。心病自得洪大者，愈也。

心王于夏，夏则阳外胜，气血淖溢，故其脉来洪大而长也。

假令脉来微去大，故名反，病在里也。脉来头小本大者，故名复，病在表也。上微头小者，则汗出；下微本大者，则为关格不通，不得尿。头无汗者可治，有汗者死。

心脉来盛去衰为平，来微去大，是反本脉。《内经》曰：大则邪至，小则平。微为正气，大为邪气。来以候表，来微则知表和；去以候里，去大则知里病。《内经》曰：心脉来不盛去反盛，此为不及，病在中。头小本大者，即前小后大也。小为正气，大为邪气，则邪气先在里，今复还于表，故名曰复。不云去而止云来者，是知在表。《脉经》曰：在上为表，在下为里。汗者心之液。上微，为浮之而微，头小为前小，则表中气虚，故主汗出。下微，沉之而微，本大为后大，沉则在里，大则病进。《内经》曰：心为牡脏，小肠为之使。今邪甚下西方肺脉，其形何似？师曰：肺者金也，名太阴，其脉毛浮也。肺病自得此脉，若得缓迟者，皆愈；若得数者，则剧。何以知之？数者，南方火，火克西方金，法当痈肿，为难治也。

问曰：二月得毛浮脉，何以处言至秋当死？师曰：二月之时，脉当濡弱，反得毛浮者，故知至秋死。二月肝用事，肝属木，**脉**应濡弱，反得毛浮**脉**者，是肺脉也。肺属金，金来克木，故知至秋死。他皆仿此。

师曰：脉，肥人责浮，瘦人责沉。肥人当沉，今反浮；瘦人当浮，今反沉，故责之。

师曰：寸脉下不至关，为阳绝；尺脉上不至关，为阴绝。此皆不治，决死也。若计其余命**生死**之期，期以月节克之也。

师曰：脉病人不病，名曰行尸，以无王气，卒眩仆不识人者，短命则死；人病脉不病，名曰内虚，以无谷神，虽困无苦。

行，格闭小肠，使正气不通，故不得尿，名曰关格。《脉经》曰：阳气上出，汗见于头，今关格正气不通，加之头有汗者，则阳气不得下通而上脱也。其无汗者，虽作关格，然阳未衰，而犹可治。

西方肺脉，其形何似？师曰：肺者金也，名太阴，其脉毛浮也。肺病自得此脉，若得缓迟者，皆愈；若得数者，则剧。何以知之？数者，南方火，火克西方金，法当痈肿，为难治也。

轻虚浮曰毛，肺之平脉也。缓迟者，脾之脉，脾为肺之母，以子母相生，故云皆愈。数者，心之脉，火克金，为鬼贼相刑，故剧。肺主皮毛，数则为热，热客皮肤，留而不去，则为痈疡。经曰：数脉不时，则生恶疮。

问曰：二月得毛浮脉，何以处言至秋当死？师曰：二月之时，脉当濡弱，反得毛浮者，故知至秋死。二月肝用事，肝**脉**属木，应濡弱，反得毛浮者，是肺脉也。肺属金，金来克木，故知至秋死。他皆仿此。

当春时反见秋脉，为金气乘木，肺来克肝，夺王脉而见，至秋肺王，肝气则绝，故知至秋死也。

师曰：脉，肥人责浮，瘦人责沉。肥人当沉，今反浮；瘦人当浮，今反沉，故责之。

肥人肌肤厚，其脉当沉；瘦人肌肤薄，其脉当浮。今肥人脉反浮，瘦人脉反沉，必有邪气相干，使脉反常，故当责之。

师曰：寸脉下不至关，为阳绝；尺脉上不至关，为阴绝。此皆不治，决死也。若计其余命**死生**之期，期以月节克之也。

《脉经》曰：阳生于寸，动于尺；阴生于尺，动于寸。寸脉下不至关者，为阳绝，不能下应于尺也；尺脉上不至关者，为阴绝，不能上应于寸也。《内经》曰：阴阳离决，精气乃绝。此阴阳偏绝，故皆决死。期以月节克之者，谓如阳绝死于春夏，阴绝死于秋冬。

师曰：脉病人不病，名曰行尸，以无王气，卒眩仆不识人者，短命则死；人病脉不病，名曰内虚，以无谷神，虽困无苦。

问曰：翕奄沉，名曰滑，何谓也？**师曰**：沉为纯阴，翕为正阳，阴阳和合，故令脉滑。关尺自平，阳明脉微沉，食饮自可。少阴脉微滑，滑者，紧之浮名也，此为阴实，其人必股内汗出，阴下湿也。

问曰：曾为人所难，紧脉从何而来？师曰：假令亡汗，若吐，以肺里寒，故令脉紧也。假令咳者，坐饮冷水，故令脉紧也。假令下利，以胃虚冷，故令脉紧也。

寸口卫气盛，名曰高（高者，暴狂而肥）。

荣气盛，名曰章（章者，暴泽而光）。

高章相抟，名曰纲（纲者，身筋急，脉强直故也）。

脉者，人之根本也。脉病人不病，为根本内绝，形虽且强，卒然气脱，则眩运僵仆而死，不曰行尸而何。人病脉不病，则根本内固，形虽且羸，止内虚尔。谷神者，谷气也。谷气既足，自然安矣。《内经》曰：形气有余，脉气不足，死；脉气有余，形气不足，生。

问曰：翕奄沉，名曰滑，何谓也？沉为纯阴，翕为正阳，阴阳和合，故令脉滑。关尺自平，阳明脉微沉，食饮自可。少阴脉微滑，滑者，紧之浮名也，此为阴实，其人必股内汗出，阴下湿也。

脉来大而盛，聚而沉，谓之翕奄沉，正如转珠之状也。沉为脏气，故曰纯阴；翕为腑气，故曰正阳。滑者，阴阳气不为偏胜也。关尺自平，阳明脉微沉者，当阳部见阴脉，则阴偏胜而阳不足也。阳明胃脉，胃中阴多，故食饮自可。少阴脉微滑者，当阴部见阳脉，则阳偏胜而阴不足也，以阳凑阴分，故曰阴实。股与阴，少阴之部也，今阳热凑阴，必熏发津液，泄达于外，股内汗出而阴下湿也。

问曰：曾为人所难，紧脉从何而来？师曰：假令亡汗，若吐，以肺里寒，故令脉紧也。假令咳者，坐饮冷水，故令脉紧也。假令下利，以胃**中**虚冷，故令脉紧也。

《金匮要略》曰：寒令脉急。经曰：诸紧为寒。

寸口卫气盛，名曰高。

高者，暴狂而肥。《内经》曰：阴不胜其阳，则脉流薄疾，并乃狂。卫为阳气，卫盛而暴狂者，阴不胜阳也。《针经》曰：卫气者，所以温分肉、充皮毛、肥腠理、司开阖者也。卫气盛，为肥者气盛于外也。

荣气盛，名曰章。

章者，暴泽而光。荣者，血也，荣华于身者也。荣盛，故身暴光泽也。

高章相**搏**，名曰纲。

纲者，身筋急，脉直。荣卫俱盛，则筋络满急。

卫气弱，名曰惵（惵者，心中气动迫怯）。

荣气弱，名曰卑（卑者，心中常自羞愧）。

惵卑相抟，名曰损（损者，五脏六腑俱乏气虚惙故也）。

卫气和，名曰缓（缓者，四肢不能自收）。

荣气和，名曰迟（迟者，身体俱重，但欲眠也）。

缓迟相抟，名曰沉（沉者，腰中直，腹内急痛，但欲卧，不欲行）。

寸口脉缓而迟，缓则阳气长，其色鲜，其颜光，其声商，毛发长；迟则阴气盛，骨髓生，血满，肌肉紧薄鲜硬。阴阳相抱，荣卫俱行，刚柔相得，名曰强也。

趺阳脉滑而紧，滑者胃气实，紧者脾气强。持实击强，痛还自伤，卫气弱，名曰惵。

惵者，心中气动迫怯。卫出上焦，弱则上虚，而心中气动迫怯也。

荣气弱，名曰卑。

卑者，心中常自羞愧。《针经》曰：血者，神气也。血弱则神弱，故常自羞愧。

惵卑相**搏**，名曰损。

损者，五脏六腑之虚惙也。卫以护阳，荣以养阴，荣卫俱虚，则五脏六腑失于滋养，致俱乏气虚惙也。

卫气和，名曰缓。

缓者，四肢不能自收。卫气独和，不与荣气相谐，则荣病。《内经》曰：目受血而能视，足受血而能步，掌受血而能握，指受血而能摄。四肢不收，由荣血病，不能灌养故也。

荣气和，名曰迟。

迟者，身体重，但欲眠也。荣气独和，不与卫气相谐，则卫病，身体重而眠。欲眠者，卫病而气不敷布也。

迟缓相**搏**，名曰沉。

沉者，腰中直，腹内急痛，但欲卧，不欲行，荣气独和于内，卫气独和于外，荣卫不相和谐，相搏而为病。腰中直者，卫不利于外也；腹内痛者，荣不和于内也；但欲卧不欲行者，荣卫不营也。

寸口脉缓而迟，缓则阳气长，其色鲜，其颜光，其声商，毛发长；迟则阴气盛，骨髓生，血满，肌肉紧薄鲜硬。阴阳相抱，荣卫俱行，刚柔相**搏**，名曰强也。

缓为胃脉，胃合卫气，卫温分肉、充皮毛、肥腠理、司开阖，卫和气舒，则颜色光润、声清、毛泽矣。迟为脾脉，脾合荣气，荣养骨髓、实肌肉、濡筋络、利关节，荣和血满，则骨正髓生，肌肉紧硬矣。阴阳调和，二气相抱，而不相戾，荣卫流通，刚柔相得，是为强壮。

趺阳脉滑而紧，滑者胃气实，紧者脾气强。持实击强，痛还自伤，以手把刃，坐作疮也。

寸口脉浮而大，浮为虚，大为实。在尺为关，在寸为格。关则不得小便，格则吐逆。

跌阳脉伏而涩，伏则吐逆，水谷不化；涩则食不得入，名曰关格。

脉浮而大，浮为风虚，大为气强，风气相抟，必成隐疹，身体为痒。痒者，名泄风，久久为痂癞（眉少发稀，身有干疮而腥臭也）。

寸口脉弱而迟，弱者卫气微，迟者荣中寒。荣为血，血寒则发热；卫为气，气微者，心内饥，饥而虚满，不能食也。

跌阳脉大而紧者，当即下利，为难治。

寸口脉弱而缓，弱者阳气不足，缓者胃气有余，噫而吞酸，食卒不下，气填于膈上也（一作：下）。

以手把刃，坐作疮也。

　　趺阳之脉，以候脾胃。滑则谷气实，是为胃实；紧则阴气胜，是为脾强。以脾胃一实一强，而相搏击，故令痛也。若一强一弱相搏，则不能作痛。此脾胃两各强实相击，脐脏自伤而痛，譬若以手把刃而成疮，岂非自贻其害乎。

　　寸口脉浮而大，浮为虚，大为实。在尺为关，在寸为格。关则不得小便，格则吐逆。

　　经曰：浮为虚。《内经》曰：大则病进。浮则为正气虚，大则为邪气实。在尺，则邪气关闭下焦，里气不得下通，故不得小便；在寸，则邪气格拒上焦，使食不得入，故吐逆。

　　趺阳脉伏而涩，伏则吐逆，水谷不化；涩则食不得入，名曰关格。

　　伏则胃气伏而不宣，中焦关格，正气壅塞，故吐逆而水谷不化；涩则脾气涩而不布，邪气拒于上焦，故食不得入。

　　脉浮而大，浮为风虚，大为气强，风气相**搏**，必成**瘾**疹，身体为痒。痒者，名泄风，久久为痂癞。

　　痂癞者，眉少、发稀，身有干疮而腥臭。《内经》曰：脉风成厉。

　　寸口脉弱而迟，弱者卫气微，迟者荣中寒。荣为血，血寒则发热；卫为气，气微者，心内饥，饥而虚满，不能食也。

　　卫为阳，荣为阴。弱者，卫气微，阳气不足也；迟者，荣中寒，经中客邪也，荣客寒邪，搏而发热也。阳气内微，心内虽饥，饥而虚满，不能食也。

　　趺阳脉大而紧者，当即下利，为难治。

　　大为虚，紧为寒。胃中虚寒，当即下利，下利脉当微小，反紧者邪胜也，故云难治。经曰：下利脉大者，为未止。

　　寸口脉弱而缓，弱者阳气不足，缓者胃气有余，噫而吞酸，食卒不下，气填于膈上也。

　　弱者，阳气不足。阳能消谷，阳气不足，则不能消化谷食。缓者，跗阳脉紧而浮，浮为气，紧为寒。浮为腹满，紧为绞痛。浮紧相**抟**，肠鸣而转，转即气动，隔气乃下。少阴脉不出，其阴肿大而虚也。

寸口脉微而涩，微者卫气不行，涩者荣气不逮。荣卫不能相将，三焦无所仰，身体痹不仁。荣气不足，则烦疼，口难言。卫气虚**者**，则恶寒数欠。三焦不归其部，上焦不归者，噫而酢吞；中焦不归者，不能消谷引食；下焦不归者，则遗溲。

跗阳脉沉而数，沉为实，数消谷。紧者，病难治。

寸口脉微而涩，微者卫气衰，涩者荣气不足。卫气衰，面色黄。荣气不足，面色青。荣为根，卫为叶。荣卫俱微，则根叶枯槁，而寒胃气有余，则胃中有未消谷物也，故使噫而吞酸，食卒不下，气填于膈上也。《金匮要略》曰：中焦未和，不能消谷，故令噫。

趺阳脉紧而浮，浮为气，紧为寒。浮为腹满，紧为绞痛。浮紧相**搏**，肠鸣而转，转即气动，膈气乃下。少阴脉不出，其阴肿大而虚也。

浮为胃气虚，紧为脾中寒，胃虚则满，脾寒则痛，虚寒相搏，肠鸣而转，转则膈中之气，因而下泄也。若少阴脉不出，则虚寒之气，至于下焦，结于少阴，而聚于阴器，不得发泄，使阴肿大而虚也。

寸口脉微而涩，微者卫气不行，涩者荣气不逮。荣卫不能相将，三焦无所仰，身体痹不仁。荣气不足，则烦疼，口难言。卫气虚，则恶寒数欠。三焦不归其部，上焦不归者，噫而酢吞；中焦不归者，不能消谷引食；下焦不归者，则遗溲。

人养三焦者血也，护三焦者气也。荣卫俱损，不能相将而行，三焦无所依仰，身体为之顽痹而不仁。《内经》曰：荣气虚而不仁。《针经》曰：卫气不行，则为不仁。荣为血，血不足则烦疼。荣属心，荣弱心虚，则口难言。卫为阳，阳微则恶寒。卫为气，气虚则数欠。三焦因荣卫不足，无所依仰，其气不能归其部。《金匮要略》曰：上焦竭，善噫。上焦受中焦气，中焦未和，不能消谷，故令噫耳。下焦竭，即遗溺失便。以上焦在膈上，物未化之分也，不归者不至也，上焦之气不至其部，则物未能传化，故噫而酢吞。中焦在胃之中，主腐熟水谷，水谷化则思食，中焦之食不归其部，则水谷不化，故云不能消谷引食。下焦在膀胱上口，主分别清浊。溲，小便也，下焦不归其部，不能约制溲便，故遗溲。

趺阳脉沉而数，沉为实，数消谷。紧者，病难治。

沉为实者，沉主里也。数消谷者，数为热也。紧为肝脉，见于脾部，木来克土，为鬼贼相刑，故云难治。

寸口脉微而涩，微者卫气衰，涩者荣气不足。卫气衰，面色黄。荣气不足，面色青。荣为根，卫为叶。荣卫俱微，则根叶枯槁，而寒栗咳逆，唾腥、吐涎沫也。

跌阳脉浮而芤，浮者卫气**虚**，芤者荣气伤，其身体瘦，肌肉甲错，浮芤相**抟**，宗气**微衰**，四属断绝（四属者，谓皮、肉、脂、髓。俱竭，宗气则衰矣）。

寸口脉微而缓，微者卫气疏，疏则其肤空；缓者胃气实，实则谷消而水化也。谷入于胃，脉道乃行，**水**入于经，其血乃成。荣盛，则其肤必疏，三焦绝经，名曰血崩。

跌阳脉微而紧，紧则为寒，微则为虚，微紧相**抟**，则为短气。

少阴脉弱而涩，弱者微烦，涩者厥逆。

栗咳逆，唾腥、吐涎沫也。

卫为气，面色黄者，卫气衰也；荣为血，面色青者，荣血衰也。
荣行脉中为根，卫行脉外为叶。荣为阴，卫为阳；荣为根，卫为叶。
根叶俱微，则阴阳之气内衰，致生寒栗而咳逆，唾腥、吐涎沫也。

趺阳脉浮而芤，浮者卫气**衰**，芤者荣气伤，其身体瘦，肌肉甲错，
浮芤相**搏**，宗气**衰微**，四属断绝。

经曰：卫气盛，名曰高。高者，暴狂而肥。荣气盛，名曰章。章
者，暴泽而光。其身体瘦而不肥者，卫气衰也。肌肉甲错而不泽者，
荣气伤也。宗气者，三焦归气也。四属者，皮、肉、脂、髓也。荣卫
衰伤则宗气亦微，四属失所滋养，致断绝矣。

寸口脉微而缓，微者卫气疏，疏则其肤空；缓者胃气实，实则谷
消而水化也。谷入于胃，脉道乃行，**而**入于经，其血乃成。荣盛，则
其肤必疏，三焦绝经，名曰血崩。

卫为阳，微为亡阳。脉微者，卫气疏。卫温分肉、肥腠理，卫气
既疏，皮肤不得温肥，则空虚也。经曰：缓者胃气有余，有余为实，
故云缓者胃气实。《内经》曰：食入于胃，淫精于脉。是谷入于胃，脉
道乃行也。《针经》曰：饮而液渗于络，合和于血，是水入于经，其
血乃成也。胃中谷消水化而为血气，今卫疏荣盛，是荣气强而卫气弱
也。卫气弱者，外则不能固密皮肤，而气为之疏；内则不能卫护其血，
而血为之崩。经，常也。三焦者，气之道路。卫气疏，则气不循常度，
三焦绝其常度也。

趺阳脉微而紧，紧则为寒，微则为虚，微紧相**搏**，则为短气。

中气虚且寒，气自短矣。

少阴脉弱而涩，弱者微烦，涩者厥逆。

烦者热也。少阴脉弱者，阴虚也。阴虚则发热，以阴部见阳脉，
非大虚也，故生微烦。厥逆者，四肢冷也。经曰：阴阳不相顺接便为
厥，厥者手足厥冷是也。少阴脉涩者，阴气涩，不能与阳相顺相接，

趺阳脉不出，脾不上下，身冷肤硬。

少阴脉不至，肾气微，少精血，奔气促迫，上入胸隔，宗气反聚，血结心下，阳气退下，热归阴股，与阴相动，令身不仁，此为尸厥。当刺期门、巨阙（宗气者，三焦归气也，有名无形，气之神使也。下荣玉茎，故宗筋聚缩之也）。

寸口脉微，尺脉紧，其人虚损多汗，知阴常在，绝不见阳也。

寸口诸微亡阳，诸濡亡血，诸弱发热，诸紧为寒。诸乘寒者，则为厥，郁冒不仁，以胃无谷气，脾涩不通，口急不能言，战而栗也。

故厥逆也。

趺阳脉不出，脾不上下，身冷肤硬。

脾胃为荣卫之根，脾能上下，则水谷消磨，荣卫之气得以行。脾气虚衰，不能上下，则荣卫之气不得通营于外，故趺阳脉不出。身冷者，卫气不温也。肤硬者，荣血不濡也。

少阴脉不至，肾气微，少精血，奔气促迫，上入胸膈，宗气反聚，血结心下，阳气退下，热归阴股，与阴相动，令身不仁，此为尸厥。当刺期门、巨阙。

尸厥者，为其从厥而生，形无所知，其状若尸，故名尸厥。少阴脉不出，则厥气客于肾，而肾气微，少精血，厥气上奔，填塞胸膈，壅遏正气，使宗气反聚，而血结心下。《针经》曰：五谷入于胃，其糟粕、津液、宗气，分为三隧。宗气积于胸中，出于喉咙，以贯心肺，而行呼吸。又曰：荣气者，泌其津液，注之于脉，化而为血，以营四末。今厥气太甚，宗气反聚而不行，则绝其呼吸，血结心下而不流，则四体不仁。阳气为厥气所壅，不能宣发，退下至阴股间，与阴相动。仁者柔也，不仁者，言不柔和也，为寒热痛痒俱不觉知者也。阳气外不为使，内不得通，荣卫俱不能行，身体不仁，状若尸也。《内经》曰：厥气上行，满脉去形。刺期门者，以通心下结血；刺巨阙者，以行胸中宗气，血气流通，厥气退，则苏矣。

寸口脉微，尺脉紧，其人虚损多汗，知阴常在，绝不见阳也。

寸微为亡阳，尺紧为阴胜。阳微阴胜，故云虚损。又加之多汗，则愈损阳气，是阴常在，而绝不见阳也。

寸口诸微亡阳，诸濡亡血，诸弱发热，诸紧为寒。诸乘寒者，则为厥，郁冒不仁，以胃无谷气，脾涩不通，口急不能言，战而栗也。

卫，阳也。微为卫气微，故云亡阳。荣，血也。濡为荣气弱，故云亡血。弱为阴虚，虚则发热。紧为阴胜，故为寒。诸乘寒者，则阴阳俱虚，而为寒邪乘之也。寒气乘虚，抑伏阳气，不得宣发，遂成厥问曰：濡弱何以反适十一头？师曰：五脏六腑相乘，故令十一。

问曰：何以知乘腑，何以知乘脏？师曰：诸阳浮数为乘腑，诸阴迟涩为乘脏也。

也。郁冒，为昏冒不知人也。不仁，为强直而无觉也。为尸厥焉。以胃无谷气，致脾涩不通于上下，故使口急，不能言。战者，寒在表也。栗者，寒在里也。

问曰：濡弱何以反适十一头？师曰：五脏六腑相乘，故令十一。

濡弱者，气血也。往反有十一头。头者，五脏六腑共有十一也。

问曰：何以知乘腑，何以知乘脏？师曰：诸阳浮数为乘腑，诸阴迟涩为乘脏也。

腑，阳也。阳脉见者，为乘腑也。脏，阴也。阴脉见者，为乘脏也。

五、辨痉湿暍篇对览

辨痓湿暍脉证治第四 痓音炽，又作痉，巨郢切，下同

◎**伤寒所致**太阳病，**痓**、湿、暍**此**三种，宜应别论，以为与伤寒相似，故此见之。

◎太阳病，发热无汗，反恶寒**者，名曰刚痓**。

◎太阳病，发热汗出，而不恶寒（《病源》云：恶寒），**名曰柔痓**。

◎太阳病，发热，脉沉**而细者，名曰痓**。

◎太阳病，发汗**太多**，因致**痓**。

◎病身热足寒，颈项强急，恶寒，时头热面赤，目脉赤，独头面摇，卒口噤，背反张者，**痓病也**。

◎概而论之，痓病或因风寒、风热、风湿之外邪客于经脉所致，或缘发汗太过、新产金创出血太多、阴虚血少、筋脉失濡而成。

辨痉湿暍第一

◎太阳病，**痉**、湿、暍三种，宜应别论，以为与伤寒相似，故此见之。

◎太阳病，发热无汗，**而反恶寒，是为刚痉**。

◎太阳病，发热汗出，而不恶寒，**是为柔痉**。

◎太阳病，发热，**其脉沉细，是为痉**。

◎太阳病，发**其汗，因致痉**。

◎病**者**身热足寒，颈项强，恶寒，时头热面赤，目脉赤，独头面摇，卒口噤，背反张者，**为痉**。

◎脊强者，五痉之总名，其证卒口噤，背反张而瘛疭，诸药不已，可灸身柱、大椎、陶道。

◎太阳病，无汗，而小便反少，气上冲胸，口噤不得语，欲作刚痉，葛根汤主之。

◎刚痉为病，胸满口噤，卧不著席，脚挛急，其人必齘齿，可与大承气汤。

◎痉病，发其汗已，其脉浛浛如蛇，暴腹胀大者，为欲解；脉如故，反复弦者，必痉。

◎痉脉来，按之筑筑而弦，直上下行。

◎痉家，其脉伏坚，直上下。

◎夫风病，下之则痉，复发其汗，必拘急。

◎太阳病，其证备，身体强几几然，脉沉迟，此为痉，栝楼桂枝汤主之。

◎太阳病，关节疼痛而烦，脉沉而细（一作：缓）者，此名湿痹（一云：中湿）。湿痹之候，其人小便不利，大便反快，但当利其小便。湿家之为病，一身尽疼，发热，身色如似熏黄。湿家，其人但头汗出，背强，欲得被覆向火。若下之早则哕，胸满，小便不利，舌上如胎者，以丹田有热，胸中有寒，渴欲得水而不能饮，口燥烦也。

◎湿家下之，额上汗出，微喘，小便利（一云：不利）者，死；若下利不止者，亦死。

◎问曰：风湿相抟，一身尽疼痛，法当汗出而解。值天阴雨不止，医云此可发汗。汗之病不愈者，何也？答曰：发其汗，汗大出者，但风气去，湿气在，是故不愈也。若治风湿者，发其汗，但微微似欲出汗者，风湿俱去也。

◎湿家病身上疼痛，发热，面黄而喘，头痛，鼻塞而烦，其脉大，自能饮食，腹中和无病，病在头中寒湿，故鼻塞。内药鼻中则愈。

◎病者一身尽疼，发热，日晡所剧者，此名风湿。此病伤于汗出当风，或久伤取冷所致也。

◎太阳中热者，暍是也。其人汗出恶寒，身热而渴也。

◎太阳中暍者，身热疼重，而脉微弱，此以夏月伤冷水，水行皮中所致也。

◎太阳中暍者，发热恶寒，身重而疼痛，其脉弦细芤迟，小便已，洒洒然毛耸，手足逆冷，小有劳，身即热，口开，前板齿燥。若发汗，则恶寒甚；加温针，则发热甚；数下之，则淋甚。

◎痉病，有灸疮，难疗。

◎疮家，虽身疼痛，不可发其汗，汗出则痉。

◎太阳病**而**关节疼**烦**，**其脉沉缓，为中湿**。

◎病者一身尽疼**烦**，日晡**即**剧，此为风湿，汗出当风所致也。

◎湿家之为病，一身尽疼，发热，**而**身色似熏黄**也**。

◎湿家**之为病**，其人但头汗出**而**背强，欲得被覆向火。若下之**蚤**则哕，**或**胸满，小便不利，舌上如胎。**此为**丹田有热，胸**上**有寒。渴欲**饮**而不能饮，则口燥烦也。

◎湿家下之，额上汗出，微喘，小便利者，死；若下利不止者，亦死。

◎问曰：**病**风湿相搏，**身体**疼痛，法当汗出而解。值天阴雨**溜**不止，**师**云此可发汗。汗之**而其**病不愈者，何**故**？答曰：发其汗，汗大出者，但风气去，湿气**仍**在，是故不愈。若治风湿者，发其汗，微微似欲出汗者，**则**风湿俱去**也**。

◎病身上疼痛，发热，面黄而喘，头痛，鼻塞而烦，其脉大，自能饮食，腹中和无病，病在头中寒湿，故鼻塞。内药鼻中则愈。

◎湿家身烦痛疼，可与麻黄汤加术四两，发其汗为宜，慎不可以火攻之。

◎风湿脉浮，身汗出，恶风者，防己汤主之。

◎太阳中热，暍是也。其人汗出恶寒，身热而渴也，**白虎汤主之**。

◎太阳中暍，身热疼重，而脉微弱，此以夏月伤冷水，水行**肤**中所致也，**瓜蒂汤主之**。

◎太阳中暍，发热恶寒，身重而疼痛，其脉弦细芤迟，小便已，洒洒然毛耸，手足逆冷，小有劳，身即热，口开，前板齿燥。若发**其**汗，恶寒则甚；加温针，发热**益**甚；数下之，则淋甚。

六、六经病各篇对览

（一）太阳病篇（上、中）

宋本《伤寒论》	《金匮玉函经》
·辨太阳病脉证并治上第五 ·辨太阳病脉证并治中第六	·辨太阳病形证治上第三

辨太阳病脉证并治上第五

1. 太阳之为病，**脉浮**，头项强痛而恶寒。（2，3）

2. 太阳病，发热，汗出，恶风，脉缓**者，名为中风。**（4）

3. 太阳病，或已发热，或未发热，必恶寒，体痛，呕逆，脉阴阳俱紧**者，名为伤寒。**（6）

4. 伤寒一日，太阳受之，脉若静者，为不传；颇欲吐，**若躁烦，**脉数急者，为传**也。**（8）

5. **伤寒二三日，阳明、少阳证不见**者，为不传**也。**（9）

6. 太阳病，发热而渴，不恶寒**者，为温病。若发汗已，身灼热者，名风温。**风温为病，脉阴阳俱浮，**自汗出，身重，多眠睡，**鼻息必鼾，语言难出。若**被**下者，小便不利，直视失溲；若被火**者**，微发黄**色**，剧则如惊痫，时**瘛疭，若火熏之，**一逆尚引日，再逆促命期。（12）

7. 病有发热恶寒者，发于阳也；无热恶寒者，发于阴也。发于阳，七日愈；发于阴，六日愈。以阳数七、阴数六故也。（1）

辨太阳病形证治第三

1. **夫**病有发热**而**恶寒者，发于阳也；无热**而**恶寒者，发于阴也。发于阳**者**，七日愈；发于阴**者**，六日愈。以阳数七、阴数六故也。（7）

2. 太阳之为病，头项强痛而恶寒。（1）

3. **太阳病，其脉浮。**（1）

4. 太阳病，发热，汗出**而**恶风，**其脉缓**，为中风。（2）

5. 太阳中风，发热而恶寒。（宋本《伤寒论》无此条）

6. 太阳病，或已发热，或未发热，必恶寒，体痛，呕逆，**其**脉阴阳俱紧，为伤寒。（3）

7. 伤寒一日，太阳脉弱，至四日，太阴脉大。（宋本《伤寒论》无此条）

8. 伤寒一日，太阳受之，脉若静者，为不传；颇欲吐，躁烦，脉数急者，**乃**为传。（4）

9. 伤寒，**其**二阳证不见，**此**为不传。（5）

10. 伤寒三日，阳明脉大**者，为**欲传。（186）

11. 伤寒三日，少阳脉小者，**为欲已**。（271）

12. 太阳病，发热而渴，不恶寒，为温病。若发汗已，身**体**灼热者，**为**风温。风温**之**为病，脉阴阳俱浮，汗出，**体**重，多眠，鼻息必鼾，语**声**难出。若下**之**，小便不利，直视失溲；若被火，微发黄，剧则如惊痫，时**瘈疭发**作，**复以**火熏之，一逆尚引日，再逆促命期。（6）

13. 太阳病，三四日不吐下，见芤乃汗之。（宋本《伤寒论》无此条）

8. 太阳病，头痛至七日**以上自愈者，以行其经尽**故也。若欲作再经者，针足阳明，使经不传则愈。（14）

9. 太阳病欲解时，从巳**至未上**。（15）

10. 风家，表解而不了了者，十二日愈。（16）

11. 病人身太热，反欲得衣者，**热在皮肤，寒在骨髓也**；身大寒，反不欲近衣者，**寒在皮肤，热在骨髓也**。（17）

12. 太阳中风，阳浮而阴弱。阳浮者，热自发；**阴弱者，汗自出**。啬啬恶寒，淅淅恶风，翕翕发热，鼻鸣干呕**者**，桂枝汤主之。［方一］。（18）

桂枝三两，去皮　芍药三两　甘草二两，炙　生姜三两，切　大枣十二枚，擘

上五味，㕮咀三**味，以水七升**，微火煮取三升，去滓，**适寒温，**服一升。**服已须臾**，**歠热稀粥一升余**，以助药力，温覆令一时许，**遍身漐漐微似有汗者**益佳，**不可令如水流漓，病必不除**。若一服汗出病**差，停后服，不必尽剂**；若不汗，更服，**依前法**；又不汗，后服小促其间，半日许，**令三服尽**。若病重者，一日一夜服，**周时观之**。服一剂尽，病证犹在**者**，**更作服**。若汗不出，**乃服至**二三剂。禁生冷、黏滑、肉面、五辛、酒酪、臭恶等物。

13. 太阳病，头痛发热，汗出恶风，桂枝汤主之。［方二］（用前第一方）。（20）

14. 太阳病，项背强几几，反汗出恶风**者**，桂枝**加葛根**汤主之。［方三］。（21）

葛根四两　**麻黄**三两，去节　芍药二两　生姜三两，切　甘草二两，炙　大枣十二枚，擘　桂枝二两，去皮

上七味，以水一斗，先煮**麻黄**、葛根，减二升，去上沫，内诸药，

14. 太阳病，头痛至七日**有当**愈者，其经**竟故**也。若欲作再经者，**当针足阳明**，使经不传则愈。（8）

15. 太阳病欲解时，从巳**尽**未。（9）

16. 风家，表解而不了了者，十二日愈。（10）

17. **夫病**身**大热**，反欲得衣者，**寒在骨髓，热在皮肤**；身大寒，反不欲近衣者，**热在骨髓，寒在皮肤**也。（11）

18. 太阳中风，阳浮而阴**濡弱**。阳浮者，热自发；**濡弱**者，汗自出。啬啬恶寒，淅淅恶风，翕翕发热，鼻鸣干呕，桂枝汤主之。（12）

桂枝汤方［第一］

桂枝_{三两}　芍药_{三两}　甘草_{二两，炙}　生姜_{三两，切}　大枣_{十二枚，擘}

上五味，㕮咀三**物**，水七升，微火煮取三升，去滓，温服一升。须臾，**饮热粥**一升余，以助药力，温覆令**汗出**一时许益佳。若不汗，更服**如前**；又不汗，后服**当小促其间，令半日许**，三服尽。病重者，一日一夜服，**晬**时观之。服一剂尽，病证犹在，**当复**作服。若汗不出**者**，服之二三剂，**乃解**。

【按】《金匮玉函经》中的方剂集中在"卷第七""卷第八"。为了方便两书同名方剂对览，特于首见处将同名方剂并列。下同。

19. 太阳病，发热汗出，此为**营弱**卫强，故使汗出。欲**解**邪风，桂枝汤**主之**。（95）

20. 太阳病，头痛发热，汗出恶风，桂枝汤主之。（13）

21. 太阳病，项背强几几，**而**反汗出恶风，桂枝汤主之。（《论》云：桂枝加葛根汤主之。）（14）

桂枝加葛根汤方［第十七］

桂枝_{三两}　芍药_{二两}　甘草_{二两，炙}　生姜_{三两}　大枣_{十二枚}　葛根_{四两}

上六味，以水**九升**，先煮葛根，减二升，去上沫，内诸药，煮取煮取三升，去滓，温服一升，覆取微似汗，不须歠粥，余如桂枝法**将息及禁忌**。

臣亿等谨按：仲景本论，太阳中风自汗用桂枝，伤寒无汗用麻黄。今证云"汗出恶风"，而方中有麻黄，恐非本意也。第三卷有葛根汤证，云"无汗恶风"，正与此方同，是合用麻黄也。此云"桂枝加葛根汤"，恐是桂枝中但加葛根耳。

15. 太阳病，下之**后**，其气上冲者，可与桂枝汤，**方用前法；若不上冲者，不得与之**。［方四］。（22）

16. 太阳病三日，已发汗，若吐，若下，若温针，**仍不解者**，此为坏病，桂枝不中与**之也**。观其脉证，知犯何逆，随证治之（23）。桂枝本为解肌，**若其人脉浮紧**，发热，**汗不出者**，不可与**之也**。常须识此，勿令误也。［方五］。（24）

17. **若酒客病**，不可与桂枝汤，得之则呕，**以酒客不喜甘故也**。（25）

18. 喘家，作桂枝汤，加厚朴、杏子佳。［方六］。（26）

19. **凡服桂枝汤吐者**，其后必吐脓血**也**。（27）

20. 太阳病，发汗，遂漏不止，其人恶风，小便难，四肢微急，难以屈伸**者**，桂枝加附子汤主之。［方七］。（28）

桂枝三两，去皮　芍药三两　甘草三两，炙　生姜三两，切　大枣十二枚，擘　附子一枚，炮，去皮，破八片

上六味，以水七升，煮取三升，去滓，温服一升。本**云**：桂枝汤，今加附子，**将息如前法**。

21. 太阳病，下之**后**，脉促、胸满**者**，桂枝去芍药汤主之。［方八］（促，一作：纵）。（29）

桂枝三两，去皮　甘草二两，炙　生姜三两，切　大枣十二枚，擘

上四味，以水七升，煮取三升，去滓，温服一升。本**云**：桂枝汤，

三升，去滓，温服一升，覆取微似汗，不须啜粥，余如桂枝法。

22. 太阳病，下之，其气上冲者，可与桂枝汤；不冲者，不**可**与之。（15）

23. 太阳病三日，已发汗，若吐，若下，若温针**而**不解，此为坏病，桂枝不**复**中与也。观其脉证，知犯何逆，随证**而**治之。（16）

24. 桂枝**汤**本为解肌，其人脉浮紧，发热，**无汗**，不可与也。常须识此，勿令误也。（16）

25. 酒客，不可与桂枝汤，得之则呕，酒客不喜甘故也。（17）

26. 喘家，作桂枝汤，加厚朴、杏**仁**佳。（18）

27. 服桂枝汤吐者，其后必吐脓血。（19）

28. 太阳病，发**其**汗，遂漏**而**不止，其人恶风，小便难，四肢微急，难以屈伸，桂枝加附子汤主之。（20）

桂枝加附子汤〔第六〕

桂枝　芍药各三两　甘草二两，炙　生姜三两　大枣十二枚　附子一枚，炮，去皮，破八片

上六味，**咬咀三物**，以水七升，煮取三升，去滓，温服一升。本**方**桂枝汤，今加附子。

29. 太阳病，下之，**其**脉促、胸满，桂枝去芍药汤主之（21）。若微**恶**寒者，桂枝去芍药加附子汤主之。（22）

桂枝去芍药汤方〔第七〕

桂枝三两　甘草二两，炙　生姜三两　大枣十二枚

上四味，**咬咀**，以水七升，煮取三升，**去渣**，温服一升。本**方**桂

今去芍药，**将息如前法。**

22.若微寒者，桂枝去芍药加附子汤主之。[方九]。（29）

桂枝_{三两，去皮} 甘草_{二两，炙} 生姜_{三两，切} 大枣_{十二枚，擘} 附子_{一枚，炮，去}皮，破八片

上五味，以水七升，煮取三升，去滓，温服一升。本云：桂枝汤，今去芍药，加附子，**将息如前法。**

23.太阳病，得之八九日，如疟状，发热恶寒，热多寒少，其人不呕，清便欲自可，一日二三度发，脉微缓者，为欲愈也。脉微而恶寒者，此阴阳俱虚，不可更发汗、更下、更吐也。面色反有热色者，未欲解也，以其不能得小汗出，身必痒，宜桂枝麻黄各半汤。[方十]。（30）

桂枝_{一两十六铢，去皮} 芍药 生姜_切 甘草_炙 麻黄_{各一两，去节} 大枣_{四枚，}擘 杏仁_{二十四枚，汤浸，去皮尖及两仁者}

上七味，以水五升，先煮麻黄一二沸，去上沫，内诸药，煮取一升八合，去滓，温服六合。本云：**桂枝汤三合，麻黄汤**三合，并为六合、顿服，**将息如上法。**

臣亿等谨按：桂枝汤方，桂枝、芍药、生姜各三两，甘草二两，大枣十二枚。麻黄汤方，麻黄三两，桂枝二两，甘草一两，杏仁七十个。今以算法约之，二汤各取三分之一，即得桂枝一两十六铢，芍药、生姜、甘草各一两，大枣四枚，杏仁二十三个零三分枚之一，收之得二十四个，合方。详此方乃三分之一，非各半也，宜云"合半汤"。

24.太阳病，初服桂枝汤，反烦不解者，先刺风池、风府，却与桂枝汤则愈。[方十一]（用前第一方）。（31）

25.服桂枝汤，大汗出，脉洪大者，与桂枝汤如前法。若形似疟，一日再发者，汗出必解，宜桂枝二麻黄一汤。[方十二]。（32）

枝汤，今去芍药。

桂枝去芍药加附子汤方［第八］

桂枝三两　甘草二两，炙　生姜三两　大枣十二枚　附子一枚，炮

上五味，㕮咀，以水七升，煮取三升，去滓，温服一升。本方桂枝汤，今去芍药，加附子。

30. 太阳病，得之八九日，如疟状，发热而恶寒，热多而寒少，其人不呕，清便自调，日二三发，脉微缓者，为欲愈。脉微而恶寒，此阴阳俱虚，不可复吐、下、发汗也。面反有热色者，为未欲解，以其不能得小汗出，身必当痒，桂枝麻黄各半汤主之。（23）

桂枝麻黄各半汤方［第二］

桂枝一两十六铢　芍药　生姜　甘草炙　麻黄各一两　大枣四枚　杏仁二十四枚

上七味，㕮咀，以水五升，先煮麻黄一二沸，去上沫，内诸药，煮取一升八合，去滓，温服六合。本方二汤各三合，并为六合，顿服，今裁为一方。

31. 太阳病，初服桂枝汤，反烦不解者，当先刺风池、风府，却与桂枝汤即愈。（24）

32. 服桂枝汤，大汗出，若脉但洪大，与桂枝汤。若形如疟，一日再发，汗出便解，宜桂枝二麻黄一汤。（25）

桂枝二麻黄一汤［第三］

桂枝一两十七铢, 去皮　芍药一两六铢　麻黄十六铢, 去节　生姜一两六铢, 切　杏仁十六个, 去皮尖　甘草一两二铢, 炙　大枣五枚, 擘

上七味，以水五升，先煮麻黄一二沸，去上沫，内诸药，煮取二升，去滓，温服一升，**日再服**。本云：桂枝汤二分，麻黄汤一分，合为二升，分再服。今合为一方，**将息如前法**。

臣亿等谨按：桂枝汤方，桂枝、芍药、生姜各三两，甘草二两，大枣十二枚。麻黄汤方，麻黄三两，桂枝二两，甘草一两，杏仁七十个。今以算法约之：桂枝汤取十二分之五，即得桂枝、芍药、生姜各一两六铢，甘草二十铢，大枣五枚；麻黄汤取九分之二，即得麻黄十六铢，桂枝十铢三分铢之二，收之得十一铢，甘草五铢三分铢之一，收之得六铢，杏仁十五个九分枚之四，收之得十六个。二汤所取相合，即共得桂枝一两十七铢，麻黄十六铢，生姜、芍药各一两六铢，甘草一两二铢，大枣五枚，杏仁十六个，合方。

26. 服桂枝汤，大汗出后，大烦渴不解，脉洪大者，白虎加人参汤主之。[方十三]。（33）

知母六两　石膏一斤, 碎, 绵裹　甘草二两, 炙　粳米六合　人参三两

上五味，以水一斗，煮米熟汤成，去滓，温服一升，日三服。

27. 太阳病，发热恶寒，热多寒少，脉微弱者，此无阳也，不可发汗，宜桂枝二越婢一汤。[方十四]。（34）

桂枝去皮　芍药　麻黄　甘草各十八铢, 炙　大枣四枚, 擘　生姜一两二铢, 切　石膏二十四铢, 碎, 绵裹

上七味，以水五升，煮麻黄一二沸，去上沫，内诸药，煮取二升，去滓，温服一升。本云：当裁为越婢汤、桂枝汤，合之，饮一升。今合为一方，桂枝汤二分，越婢汤一分。

臣亿等谨按：桂枝汤方，桂枝、芍药、生姜各三两，甘草二两，

桂枝一两十七铢　芍药一两六铢　麻黄十六铢　生姜一两六铢　杏仁十六枚　甘草一两二铢　大枣五枚

上七味，以水五升，先煮麻黄一二沸，去上沫，内诸药，煮取二升，去滓，温服一升。**本方**桂枝汤二分，麻黄汤一分，合为二升，分再服。今合为一方。

33.服桂枝汤，大汗出后，大烦渴不解，**若**脉洪大者，白虎加人参汤主之。（26）

白虎加人参汤方［第六十七］

人参三两　石膏一斤　知母六两　甘草二两　粳米六合

上五味，以水一斗，煮米熟汤成，去滓，温服一升，日三服。

34.太阳病，发热**而**恶寒，热多寒少，脉微弱者，此无阳也，不可**复**发**其**汗，宜桂枝二越婢一汤。（27）

桂枝二越婢一汤方［第四］

桂枝　芍药　甘草　麻黄各十八铢　生姜一两三铢　大枣四枚　石膏二十四铢

上七味，**㕮咀**，以水五升，**先**煮麻黄一二沸，去上沫，内诸药，煮取二升，去渣，温服一升。**本方**当裁为越婢汤、桂枝汤，合之，饮一升。今合为一方，桂枝汤二分，越婢汤一分。

大枣十二枚。越婢汤方，麻黄二两，生姜三两，甘草二两，石膏半斤，大枣十五枚。今以算法约之：桂枝汤取四分之一，即得桂枝、芍药、生姜各十八铢，甘草十二铢，大枣三枚；越婢汤取八分之一，即得麻黄十八铢，生姜九铢，甘草六铢，石膏二十四铢，大枣一枚八分之七，弃之。二汤所取相合，即共得桂枝、芍药、甘草、麻黄各十八铢，生姜一两三铢，石膏二十四铢，大枣四枚，合方。旧云：桂枝三，今取四分之一，即当云桂枝二也。越婢汤方，见仲景杂方中，《外台秘要》一云"起脾汤"。

28.服桂枝汤，或下之，仍头项强痛，翕翕发热，无汗，心下满微痛，小便不利者，桂枝去桂加茯苓白术汤主之。[方十五]。(35)

芍药三两　甘草二两,炙　生姜切　白术　茯苓各三两　大枣十二枚,擘

上六味，以水八升，煮取三升，去滓，温服一升。小便利则愈。

本云：桂枝汤，今去桂枝，加茯苓、白术。

29.伤寒脉浮，自汗出，小便数，心烦，微恶寒，脚挛急，反与桂枝，欲攻其表，此误也，得之便厥，咽中干，烦躁，吐逆者，作甘草干姜汤与之，以复其阳；若厥愈足温者，更作芍药甘草汤与之，其脚即伸。若胃气不和，谵语者，少与调胃承气汤；若重发汗，复加烧针者，四逆汤主之。[方十六]。(36)

甘草干姜汤方

甘草四两,炙　干姜二两

上二味，以水三升，煮取一升五合，去滓，分温再服。

芍药甘草汤方

白芍药　甘草各四两,炙

上二味，以水三升，煮取一升五合，去滓，分温再服。

调胃承气汤方

大黄四两,去皮,清酒洗　甘草二两,炙　芒硝半升

35.服桂枝汤，或下之，仍头项强痛，翕翕发热，无汗，心下满**而**微痛，小便不利者，桂枝去桂加茯苓白术汤主之。（28）

桂枝去桂加茯苓白术汤方［第九］

芍药三两　甘草二两，炙　生姜三两　大枣十二枚　白术　茯苓各三两

上六味，**㕮咀**，以水**七**升，煮取三升，去滓，温服一升。小便利**即**愈。本**方**桂枝汤，今去桂，加茯苓、术。

36.伤寒脉浮，自汗，小便数，**颇**微恶寒（《论》曰：心烦，微恶寒），**两**脚挛急，反与桂枝**汤**，欲攻其表，得之便厥，咽干，烦躁，吐逆，**当**作甘草干姜汤，以复其阳；厥愈足温，更作芍药甘草汤与之，其脚即伸。若胃气不和，谵语，少与调胃承气汤；若重发汗，复加烧针者，四逆汤主之。（29）

甘草干姜汤方［第四十一］

甘草二两，炙　干姜二两

上二味，**㕮咀**，以水三升，煮取一升五合，去滓，分温再服。

芍药甘草汤方［第四十二］

芍药四两　甘草四两，炙

上二味，**㕮咀**，以水三升，煮取一升五合，去滓，分温再服。

调胃承气汤方［第七十七］

大黄四两，清酒浸　甘草二两，炙　芒硝半升

上三味，以水三升，煮取一升，去滓，内芒硝，更上火微煮令沸，少少温服之。

四逆汤方

甘草二两，炙　干姜一两半　附子一枚，生用，去皮，破八片

上三味，以水三升，煮取一升二合，去滓，分温再服。强人可大附子一枚，干姜三两。

30. 问曰：证象阳旦，按法治之而增剧，厥逆，咽中干，两胫拘急而谵语，师曰"言夜半手足当温，两脚当伸"，后如师言，何以知此？答曰：寸口脉浮而大，浮为风，大为虚；风则生微热，虚则两胫挛。病形象桂枝，因加附子参其间，增桂令汗出，附子温经，亡阳故也。厥逆，咽中干，烦躁，阳明内结，谵语烦乱，更饮甘草干姜汤。夜半阳气还，两足当热，胫尚微拘急，重与芍药甘草汤，尔乃胫伸，以承气汤微溏，则止其谵语，故知病可愈。（37）

辨太阳病脉证并治中

31. 太阳病，项背强几几，无汗，恶风，葛根汤主之。［方一］。（38）

葛根四两　麻黄三两，去节　桂枝二两，去皮　生姜三两，切　甘草二两，炙　芍药二两　大枣十二枚，擘

上七味，以水一斗，先煮麻黄、葛根，减二升，去白沫，内诸药，煮取三升，去滓，温服一升，覆取微似汗。余如桂枝法将息及禁忌。诸汤皆仿此。

32. 太阳与阳明合病者，必自下利，葛根汤主之。［方二］（用前第一方。一云：用后第四方）。（39）

33. 太阳与阳明合病，不下利，但呕者，葛根加半夏汤主之。［方三］。（39）

上三味，**㕮咀**，以水三升，煮取一升，去滓，内芒硝，更上火微煮令沸，少少温服。

四逆汤方［第一百四］

甘草二两，炙　干姜一两半　附子一枚，生，去皮，破

上三味，以水三升，煮取一升二合，去滓，分温再服。强人可大附子一枚，干姜三两。

37.问曰：证象阳旦，按法治之而增剧，厥逆，咽中干，两胫拘急而谵语，师言"夜半手足当温，两脚当伸"，后如师言，何以知**之**？答曰：寸口脉浮而大，浮**即**为风，大**即**为虚；风则生微热，虚则两胫挛。**其**形象桂枝，因加附子**于**其间，增桂令汗出，附子温经，亡阳故也。厥逆，咽中干，烦躁，阳明内结，谵语烦乱，更饮甘草干姜汤。夜半阳气还，两足当热，胫尚微拘急，与芍药甘草汤，尔乃胫伸，以承气汤微溏，止其谵语，故知**其**病可愈。（30）

38.太阳病，项背强几几，无汗，恶风**者**，葛根汤主之。（31）

葛根汤方［第十八］

葛根四两　麻黄　生姜各三两　桂枝　芍药　甘草各二两　大枣十二枚

上七味，**㕮咀**，以水一斗，先煮麻黄、葛根，减二升，去**上**沫，内诸药，煮取一升，去滓，温服一升，取汗，**不须啜粥**。

39.太阳与阳明合病，必自利，葛根汤主之（32）；不下利，但呕者，葛根加半夏汤主之。（33）

葛根四两　麻黄三两, 去节　甘草二两, 炙　芍药二两　桂枝二两, 去皮　生姜二两, 切　半夏半升, 洗　大枣十二枚, 擘

上八味，以水一斗，先煮葛根、麻黄，减二升，去白沫，内诸药，煮取三升，去滓，温服一升，覆取微似汗。

34. 太阳病，桂枝证，医反下之，**利遂不止**，脉促者，表未解**也**，喘而汗出**者**，葛根**黄芩黄连**汤主之。［方四］（促，一作：纵）。（40）

葛根半斤　甘草二两, 炙　黄芩三两　黄连三两

上四味，以水八升，先煮葛根，减二升，内诸药，煮取二升，去滓，**分温再服**。

35. 太阳病，头痛，发热，身疼，腰痛，骨节疼痛，恶风，无汗而喘**者**，麻黄汤主之。［方五］。（41）

麻黄三两, 去节　桂枝二两, 去皮　甘草一两, 炙　杏仁七十个, 去皮尖

上四味，以水九升，先煮麻黄，减二升，去上沫，内诸药，煮取二升半，去滓，温服八合，**覆取微似汗**，不须歠粥，余如桂枝法**将息**。

36. 太阳与阳明合病，喘而胸满者，不可下，宜麻黄汤。［方六］（用前第五方）。（42）

37. **太阳病**，十日**以去**，脉浮细**而嗜卧者**，外已解**也**。设胸满胁痛**者**，与小柴胡汤；脉**但**浮者，与麻黄汤。［方七］（用前第五方）。（43）

小柴胡汤方

柴胡半斤　黄芩　人参　甘草炙　生姜各三两, 切　大枣十二枚, 擘　半夏半升, 洗

上七味，以水一斗二升，煮取六升，去滓，再煎取三升，温服一升，日三服。

38. 太阳中风，脉浮紧，发热恶寒，身疼痛，不汗出而烦躁者，大

葛根加半夏汤方［第十九］

葛根_{四两} 麻黄 生姜 桂枝 芍药 甘草_{各二两} 大枣_{十二枚} 半夏_{半升，洗}

上八味，以水一斗，先煮葛根、麻黄，减二升，去上沫，内诸药，煮取三升，去滓，温服一升，取汗。

40.太阳病，桂枝证，医反下之，**遂利**不止，**其**脉促，表未解，喘而汗出，葛根**黄连黄芩**汤主之。（34）

葛根黄芩黄连汤方［第二十］

葛根_{半斤} 甘草_{二两，炙} 黄芩 黄连_{各三两}

上四味，**㕮咀**，以水八升，先煮葛根，减二升，内诸药，煮取二升，去滓，温**分**服。

41.太阳病，头痛，发热，**身体**疼，腰痛，骨节疼痛，恶风，无汗而喘，麻黄汤主之。（35）

麻黄汤方［第二十一］

麻黄_{三两} 桂枝_{二两} 甘草_{一两，炙} 杏仁_{七十枚}

上四味，**㕮咀**，以水九升，先煮麻黄，减二升，去上沫，内诸药，煮取二升半，去滓，温服八合，**温覆出**汗，不须**啜粥**，余如桂枝法。

42.太阳与阳明合病，喘而胸满者，不可下，宜麻黄汤**主之**。（36）

43.病十日已去，**其**脉浮细，嗜卧，**此为**外解。设胸满胁痛，与小柴胡汤；脉浮者，与麻黄汤。（37）

小柴胡汤方［第三十］

柴胡_{半斤} 黄芩 人参 甘草 生姜_{各三两} 半夏_{半升} 大枣_{十二枚}

上七味，以水一斗二升，煮取六升，去滓，再煎取三升，温服一升，日三服。

44.太阳中风，脉浮紧，发热恶寒，**身体**疼痛，不汗出而烦躁，**头**

青龙汤主之。若脉微弱，汗出恶风，不可服之。服之则厥**逆**，筋惕肉瞤，此为逆也。**大青龙汤方**。［方八］。（44）

麻黄六两，去节　桂枝二两，去皮　甘草二两，炙　杏仁四十枚，去皮尖　生姜三两，切　大枣十枚，擘　石膏如鸡子大，碎

上七味，以水九升，先煮麻黄，减二升，去上沫，内诸药，煮取三升，去滓，温服一升，**取微似汗**，汗出多者，温粉**粉**之。一服汗者，停后服。若复服，汗多亡阳，遂（一作：逆）虚，恶风，烦躁，不得眠**也**。

39. 伤寒，脉浮缓，身不疼，但重，乍有轻时，无少阴证者，大青龙汤发之。［方九］（用前第八方）。（45）

40. 伤寒表不解，心下有水气，**干呕，发热**而**咳**，或渴，或利，或噎，或小便不利、少腹满，或喘**者**，小青龙汤主之。［方十］。（46）

麻黄去节　芍药　细辛　干姜　甘草炙　桂枝各三两，去皮　五味子半升　半夏半升，洗

上八味，以水一斗，先煮麻黄，减二升，去上沫，内诸药，煮取三升，去滓，温服一升。**若渴**，去半夏，加栝楼根三两；**若微利，去麻黄**，加荛花如**一鸡子**，熬令赤色；**若噎者**，去麻黄，加附子一枚，炮；**若小便不利、少腹满者**，去麻黄，加茯苓四两；**若喘**，去麻黄，加杏仁半升，**去皮尖**。（且荛花不治利，麻黄主喘，今**此语**反之，疑非仲景意。）

臣亿等谨按：小青龙汤，大要治水。又按本草，荛花下十二水。若水去，利则止也。又按《千金》，形肿者，应内麻黄，乃内杏仁者，以麻黄发其阳故也。以此证之，岂非仲景意也？

41. 伤寒，心下有水气，咳而微喘，发热不渴。服汤已渴者，此寒去欲解**也**。小青龙汤主之。［方十一］（用前第十方）。（47）

痛，大青龙汤主之。若脉微弱，汗出恶风，不可服。服则厥，筋惕肉瞤，此为逆也。（38）

大青龙汤方［第二十七］

麻黄六两　桂枝二两　甘草二两，炙　石膏鸡子大，碎，绵裹　杏仁四十枚　生姜三两　大枣十二枚

上七味，以水九升，先煮麻黄，减二升，去上沫，内诸药，煮取三升，去滓，温服一升，**覆令**汗出，多者温粉**扑**之。一服汗者，停后服。若复服，汗多亡阳，遂虚，恶风，烦躁，不得眠。

45. 伤寒，脉浮缓，**其身不疼**，但重，乍有轻时，无少阴证者，**可与大青龙汤**发之。（39）

46. 伤寒表不解，心下有水气，**咳而发热**，或渴，或利，或噎，或小便不利、少腹满，或**微**喘，小青龙汤主之。（40）

小青龙汤方［第二十八］

麻黄　芍药　细辛　桂枝　干姜　甘草。炙　各三两　五味子**碎**　半夏各半升

上八味，以水一斗，先煮麻黄，减二升，去上沫，内诸药，煮取三升，去滓，温服一升。渴**者**，去半夏，加栝楼根三两；微利，去麻黄，加荛花如鸡子，熬令赤色；噎者，去麻黄，加附子一枚，炮；小便不利、少腹满者，去麻黄，加茯苓四两；喘**者**，去麻黄，加杏仁半升。（荛花不治利，麻黄**定**喘，今反之**者**，疑非仲景意。）

47. 伤寒，心下有水气，咳而微喘，发热不渴。服汤已**而**渴者，此**为**寒去欲解。小青龙汤主之。（41）

42. 太阳病，外证未解，脉浮弱**者**，当以汗解，宜桂枝汤。[方十二]。（48）

桂枝去皮　芍药　生姜切，各三两　甘草二两，炙　大枣十二枚，擘

上五味，以水七升，煮取三升，去滓，温服一升。须臾歠热稀粥一升，助药力，取微汗。

43. 太阳病，下之微喘者，表未解故也，桂枝加厚朴杏**子**汤主之。[方十三]。（49）

桂枝三两，去皮　甘草二两，炙　生姜三两，切　芍药三两　大枣十二枚，擘　厚朴二两，炙，去皮　杏仁五十枚，去皮尖

上七味，以水七升，微火煮取三升，去滓，温服一升，覆取微似汗。

44. 太阳病，外证未解，不可下**也**，下之为逆。**欲解外者**，宜桂枝汤。[方十四]（用前第十二方）。（50）

45. 太阳病，先发汗不解，而**复**下之，脉浮**者**不愈。浮为在外，而反下之，故令不愈。今脉浮，故在外，**当须解外则愈**，宜桂枝汤。[方十五]（用前第十二方）。（51）

46. 太阳病，脉浮紧，无汗，发热，身疼痛，八九日不解，表**证仍**在，此当发其汗。服药已，微除，其人发烦目瞑，剧者必衄，衄乃解。所以然者，阳气重故也。麻黄汤主之。[方十六]（用前第五方）。（52）

47. 太阳病，脉浮紧，发热，身无汗，自衄者愈。（53）

48. 二阳并病，太阳初得病时，发其汗，汗先出不彻，因转属阳明，续自微汗出，不恶寒。若太阳病证不罢**者**，不可下，下之为逆，如此可小发汗。设面色缘缘正赤者，阳气怫郁**在表**，当解之、熏之。**若发汗不彻不足言，阳气怫郁不得越**，当汗不汗，其人躁烦，不知痛处，乍在腹中，乍在四肢，按之不可得，其人短气，但坐以汗出不彻故也，更发汗则愈。何以知汗出不彻？以脉涩，故知**也**。（54）

49. 脉浮数者，法当汗出而愈。若下之，身重、心悸者，不可发

48. 太阳病，外证未解，**其**脉浮弱，当以汗解，宜桂枝汤**主之**。（42）

49. 太阳病，下之微喘者，表未解故也，桂枝加厚朴杏**仁**汤主之。（43）

【按】《金匮玉函经》"卷第七""卷第八"未载本方。

50. 太阳病，外证未解**者**，不可下，下之为逆。解外者，宜桂枝汤**主之**。（44）

51. 太阳病，先发汗不解，而下之，**其**脉浮不愈。浮为在外，而反下之，故令不愈。今脉浮，故**知**在外，当解**其**外则愈，宜桂枝汤。（45）

52. 太阳病，脉浮紧，无汗**而**发热，**其**身疼痛，八九日不解，**其**表**候**仍在，此当发其汗。服药已，微除，其人发烦目瞑，剧者必衄，衄乃解。所以然者，阳气重故也。麻黄汤主之。（46）

53. 太阳病，脉浮紧，发热，**其**身无汗，自衄者愈。（47）

54. 二阳并病，太阳初得病时，发其汗，汗先出不彻，因转属阳明，续自微汗出，不恶寒。若太阳病证不罢，不可下，下之为逆，如此**者**可小发**其**汗。设面色缘缘正赤者，阳气怫郁**不得越**，当解之、熏之。当汗**而**不汗，其人躁烦，不知痛处，乍在腹中，乍在四肢，按之不可得，其人短气，但坐以汗出不彻故也，更发**其**汗**即**愈。何以知汗出不彻？以脉涩，故知**之**。（48）

55. 脉浮数者，法当汗出而愈。若下之，**身体**重、心悸者，不可发

汗，当自汗出**乃**解。所以然者，尺中脉微，此里虚，须表里实，津液自和，**便**自汗出愈。（55）

50.脉浮紧**者**，法当身疼痛，宜以汗解之。假令尺中迟者，不可发汗。何以**知然？以荣气不足**，血少故也。（56）

51.脉浮者，病在表，可发汗，宜麻黄汤。［方十七］（用前第五方，法用桂枝汤）。（57）

52.脉浮而数者，可发汗，宜麻黄汤。［方十八］（用前第五方）。（58）

53.病常自汗出者，此为荣气和。**荣气和者，外不谐，以卫气不共荣气谐和故尔。**以荣行脉中，卫行脉外，复发其汗，**荣卫和则愈，**宜桂枝汤。［方十九］（用前第十二方）。（59）

54.病人脏无他病，时发热、自汗出，而不愈**者**，此卫气不和也。先**其**时发汗**则愈**，宜桂枝汤。［方二十］（用前第十二方）。（60）

55.伤寒脉浮紧，不发汗，因致衄者，麻黄汤**主之**。［方二十一］（用前第五方）。（61）

56.伤寒不大便六七日，头痛有热者，与承气汤。其小便清（一云：大便青）**者，知**不在里，**仍**在表也，当须发汗。**若**头痛者，必衄。宜桂枝汤。［方二十二］（用前第十二方）。（62）

57.伤寒发汗已解，半日许复烦，脉浮数**者**，可**更**发汗，宜桂枝汤。［方二十三］（用前第十二方）。（63）

58.凡病，若发汗、若吐、若下、若亡血、**亡**津液，阴阳自和者，必自愈。（64）

59.大下之后，**复发汗**，小便不利**者**，亡津液**故也**。勿治之，**得小便利，必自愈。**（65）

60.下之后，**复发汗**，必振寒，脉微细。所以然者，**以内外俱虚故也。**（66）

61.下之后，复发汗，昼日烦躁，不得眠，夜而安静，不呕，不

汗，当自汗出而解。所以然者，尺中脉微，此里虚，须表里实，津液自和，即自汗出愈。（49）

56.脉浮而紧，法当身疼头痛，宜以汗解之。假令尺中脉迟者，不可发其汗。何以故？此为荣气不足，血气微少故也。（50）

57.脉浮者，病在表，可发汗，宜麻黄汤（一云：桂枝汤）。（51）

58.脉浮而数者，可发汗，宜麻黄汤。（52）

59.病常自汗出者，此为荣气和，卫气不和故也。荣行脉中，为阴主内；卫行脉外，为阳主外，复发其汗，卫和则愈，宜桂枝汤。（53）

60.病人脏无他病，时发热、自汗出，而不愈，此卫气不和也。先时发汗即愈，宜桂枝汤。（54）

61.伤寒脉浮紧，不发汗，因致衄者，宜麻黄汤。（55）

62.伤寒不大便六七日，头痛有热，未可与承气汤。其小便反清，此为不在里而在表也，当发其汗。头痛者，必衄。宜桂枝汤。（56）

63.伤寒发汗已解，半日许复烦，其脉浮数，可与复发汗，宜桂枝汤。（57）

64.凡病，若发汗、若吐、若下、若亡血、无津液，而阴阳自和者，必自愈。（58）

65.大下后，发汗，其人小便不利，此亡津液。勿治之，其小便利，必自愈。（59）

66.下之后，发其汗，必振寒，脉微细。所以然者，内外俱虚故也。（60）

67.下之后，复发其汗，昼日烦躁，不得眠，夜而安静，不呕，不渴，无表证，脉沉微，身无大热者，干姜附子汤主之。［方二十四］。
（67）

　　干姜一两　附子一枚，生用，去皮，切八片

　　上二味，以水三升，煮取一升，去滓，顿服。

　　62. 发汗后，身疼痛，脉沉迟者，桂枝加芍药生姜各一两人参三两
新加汤主之。［方二十五］。（68）

　　桂枝三两，去皮　芍药四两　甘草二两，炙　　人参三两　大枣十二枚，擘　生姜
四两

　　上六味，以水一斗二升，煮取三升，去滓，温服一升。本云：桂
枝汤，今加芍药、生姜、人参。

　　63. 发汗后，不可更行桂枝汤。汗出而喘，无大热者，可与麻黄杏
仁甘草石膏汤。［方二十六］。（69）

　　麻黄四两，去节　杏仁五十个，去皮尖　甘草二两，炙　石膏半斤，碎，绵裹

　　上四味，以水七升，煮麻黄，减二升，去上沫，内诸药，煮取二
升，去滓，温服一升。本云：黄耳杯。

　　64. 发汗过多，其人叉手自冒心，心下悸，欲得按者，桂枝甘草汤
主之。［方二十七］。（70）

　　桂枝四两，去皮　甘草二两，炙

　　上二味，以水三升，煮取一升，去滓，顿服。

　　65. 发汗后，其人脐下悸者，欲作奔豚，茯苓桂枝甘草大枣汤主
之。［方二十八］。（71）

　　茯苓半斤　桂枝四两，去皮　甘草二两，炙　大枣十五枚，擘

　　上四味，以甘澜水一斗，先煮茯苓，减二升，内诸药，煮取三升，

渴，**而**无表证，脉沉微，身无大热者，干姜附子汤主之。（61）

干姜附子汤方［第七十二］

干姜_{一两} 附子_{一枚}

上二味，以水三升，煮一升，顿服**之**。

68. 发汗后，身**体**疼痛，**其**脉沉迟，桂枝加芍药生姜**人参**汤主之。（62）

桂枝加芍药生姜人参汤方［第十一］

桂枝_{三两} 芍药 生姜_{各四两} 甘草_{二两，炙} 人参_{三两} 大枣_{十二枚}

上六味，**㕮咀四味**，以水一斗**一升**，煮取三升，去滓，温服一升。本**方**桂枝汤，今加芍药、生姜、人参。

69. 发汗后，不可更行桂枝汤。汗出而喘，无大热者，可与麻黄杏**子**甘草石膏汤。（63）

麻黄杏子甘草石膏汤方［第二十二］

麻黄_{四两} 杏仁_{五十枚} 石膏_{半斤，碎，绵裹} 甘草_{一两，炙}

上四味，以水七升，**先**煮麻黄，减二升，去上沫，内诸药，煮取二升，去滓，温服一升。

70. 发汗过多，其人叉手自冒心，心下悸，欲得按者，桂枝甘草汤主之。（64）

桂枝甘草汤方［第十六］

桂枝_{四两} 甘草_{二两，炙}

上二味，以水三升，煮取一升，去滓，顿服。

71. 发汗后，其人脐下悸者，欲作**贲**豚，茯苓桂枝甘草大枣汤主之。（65）

茯苓桂枝甘草大枣汤方［第三十七］

茯苓_{半斤} 桂枝_{四两} 甘草_{二两，炙} 大枣_{十五枚}

上四味，以甘澜水一斗，先煮茯苓，减二升，内诸药，煮取三升，去滓，温服一升，日三服。

作甘澜水法：取水二斗，置大盆内，以勺扬之，水上有珠子五六千颗相逐，取用之。

66. 发汗后，腹胀满**者**，厚朴生姜**半夏甘草人参汤**主之。［方二十九］。（72）

厚朴_{半斤，炙，去皮}　生姜_{半斤，切}　半夏_{半升，洗}　甘草_{二两}　人参_{一两}

上五味，以水一斗，煮取三升，去滓，温服一升，日三服。

67. 伤寒，若吐、若下后，心下逆满，气上冲胸，起则头眩，脉沉紧，发汗则动经，身为振振摇**者**，茯苓桂枝白术甘草汤主之。［方三十］。（73）

茯苓_{四两}　桂枝_{三两，去皮}　白术　甘草_{各二两，炙}

上四味，以水六升，煮取三升，**去滓**，分温三服。

68. 发汗，**病不解**，反恶寒者，虚故也，芍药甘草附子汤主之。［方三十一］。（74）

芍药　甘草_{各三两，炙}　附子_{一枚，炮，去皮，破八片}

上三味，以水五升，煮取一升**五合**，去滓，分温三服。（疑非仲景方。）

69. 发汗，若下**之**，病仍不解，烦躁**者**，茯苓四逆汤主之。［方三十二］。（75）

茯苓_{四两}　人参_{一两}　附子_{一枚，生用，去皮，破八片}　甘草_{二两，炙}　干姜_{一两半}

上五味，以水五升，煮取三**升**，去滓，**温服七合，日二服。**

70. 发汗**后**，恶寒者，虚故也；不恶寒，但热者，实也，当和胃气，**与调胃**承气汤。［方三十三］（《玉函》云：与小承气汤）。（74）

芒硝_{半升}　甘草_{二两，炙}　大黄_{四两，去皮，清酒洗}

上三味，以水三升，煮取一升，去滓，内芒硝，更煮两沸，顿服。

去滓，温服一升，日三。

72. 发汗后，腹胀满，厚朴生姜**甘草半夏人参汤**主之。（66）

厚朴生姜半夏甘草人参汤方 ［第四十五］

厚朴　生姜　半夏各半斤　甘草二两　人参一两

上五味，**咬咀**，以水一斗，煮取三升，去滓，温服一升，日三服。

73. 伤寒，若吐、若下、**若发汗**后，心下逆满，气上冲胸，起即头眩，**其脉沉紧**，发汗**即**动经，身为振振摇，茯苓桂枝白术甘草汤主之。（67）

茯苓桂枝白术甘草汤方 ［第三十八］

茯苓四两　桂枝　白术各三两　甘草二两

上四味，以水六升，煮取三升，分温三服，**小便即利**。

74. 发**其**汗，不解，**而**反恶寒者，虚故也，芍药甘草附子汤主之（68）；不恶寒，但热者，实也，当和胃气，**宜小承气汤**。（70）

芍药甘草附子汤方 ［第七十一］

芍药　甘草各一两　附子一枚, 炮

上三味，**咬咀**，以水**三升**，煮取一升**三合**，去滓，分温三服。

75. 发汗，若下，病仍不解，烦躁，茯苓四逆汤主之。（69）

茯苓四逆汤方 ［第一百七］

茯苓四两　甘草二两, 炙　干姜一两半　附子一枚, 生　人参一两

上五味，**咬咀**，以水五升，煮取**一升二合**，去滓，**分温再服**。

71. 太阳病，发汗后，大汗出，胃中干，烦躁，不得眠，欲**得饮**水者，少少与饮之，令胃气和则愈。若脉浮，小便不利，微热消渴者，五苓散主之。［方三十四］（**即猪苓散是**）。（76）

猪苓十八铢，去皮　泽泻一两六铢　白术十八铢　茯苓十八铢　桂枝半两，去皮

上五味，**捣为散**，以白饮和服方寸匕，日三服。多饮暖水，汗出愈。**如法将息**。

72. 发汗**已**，脉浮数，烦渴者，五苓散主之。［方三十五］（用前第三十四方）。（77）

73. 伤寒，汗出而渴者，五苓散主之；不渴者，茯苓甘草汤主之。［方三十六］。（78）

茯苓二两　桂枝二两，去皮　甘草一两，炙　生姜三两，切

上四味，以水四升，煮取二升，去滓，分温三服。

74. 中风发热，六七日不解而烦，有表里证，渴欲饮水，水入则吐**者，名曰**水逆，五苓散主之。［方三十七］（用前第三十四方）。（79）

75. 未持脉时，病人**手叉**自冒心，师因教试令咳，而不咳者，此必两耳聋，无闻也。所以然者，以重发汗，虚故**如此**（80）。发汗后，饮水多必喘；以水灌之，亦喘。（81）

76. 发汗后，水药不得入口为逆。**若更发汗，必吐、下不止**（82）。发汗、吐、下后，虚烦，不得眠，**若剧者，必反复颠倒**（音到，下同），心中懊恼（前乌浩、后奴冬切，下同），栀子豉汤主之；若少气**者**，栀子甘草豉汤主之；若呕**者**，栀子生姜豉汤主之。［方三十八］。（83）

栀子豉汤方

栀子十四个，擘　香豉四合，绵裹

上二味，以水四升，先煮栀子，得二升半，内豉，煮取一升半，去滓，分为二服，温进一服，得吐者，止后服。

76. 太阳病，发汗后，大汗出，胃中干，烦躁，不得眠，**其人欲引**水，**当稍**饮之，令胃气和则愈。若脉浮，小便不利，微热消渴者，**与**五苓散主之。（71）

五苓散方［第四十］

猪苓十八铢　泽泻一两六铢　茯苓十八铢　桂枝半两　白术十八铢

上五味，为**末**，以白饮和服方寸匕，日三服。多饮暖水，汗出愈。

77. 发汗**后**，脉浮**而**数，烦渴者，五苓散主之。（72）

78. 伤寒，汗出而渴者，五苓散主之；不渴者，茯苓甘草汤主之。（73）

茯苓甘草汤方［第三十九］

茯苓三两　甘草一两,炙　桂枝二两　生姜三两

上四味，以水四升，煮取二升，去滓，分温三服。

79. 中风发热，六七日不解而烦，有表里证，渴欲饮水，水入**即**吐，**此为水逆**，五苓散主之。（74）

80. 未持脉时，病人**叉手**自冒心，师因教试令咳，而不**即**咳者，此必两耳聋，无闻也。所以然者，以重发**其汗**，虚故**也**。（75）

81. 发汗后，饮水多**者**必喘；以水灌之，亦喘。（75）

82. 发汗后，水药不得入口为逆。（76）

83. 发汗、吐、下后，虚烦，不得眠，剧者，反复颠倒，心中懊侬，栀子豉汤主之；若少气，栀子甘草豉汤主之；若呕，栀子生姜豉汤主之。（76）

栀子豉汤方［第四十六］

栀子十四枚,擘　香豉四合,绵裹

上二味，以水四升，先煮栀子，得二升半，内豉，煮取一升半，去滓，分二服，温进一服，得**快**吐，止后服。

栀子甘草豉汤方

栀子十四个，擘　甘草二两，炙　香豉四合，绵裹

上三味，以水四升，先煮栀子、甘草，取二升半，内豉，煮取一升半，去滓，分二服，温进一服，得吐者，止后服。

栀子生姜豉汤方

栀子十四个，擘　生姜五两　香豉四合，绵裹

上三味，以水四升，先煮栀子、生姜，取二升半，内豉，煮取一升半，去滓，分二服，温进一服，得吐者，止后服。

77.发汗，若下之，而烦热，胸中窒者，栀子豉汤主之。[方三十九]（用上初方）。（84）

78.伤寒五六日，大下之后，身热不去，心中结痛者，未欲解也，栀子豉汤主之。[方四十]（用上初方）。（85）

79.伤寒下后，心烦腹满，卧起不安者，栀子厚朴汤主之。[方四十一]。（86）

栀子十四个，擘　厚朴四两，炙，去皮　枳实四枚，水浸，炙令黄

上三味，以水三升半，煮取一升半，去滓，分二服，温进一服，得吐者，止后服。

80.伤寒，医以丸药大下之，身热不去，微烦者，栀子干姜汤主之。[方四十二]。（87）

栀子十四个，擘　干姜二两

上二味，以水三升半，煮取一升半，去滓，分二服，温进一服，得吐者，止后服。

81.凡用栀子汤，病人旧微溏者，不可与服之。（88）

82.太阳病，发汗，汗出不解，其人仍发热，心下悸，头眩，身瞤动，振振欲擗（一作：僻）地者，真武汤主之。[方四十三]。（89）

栀子甘草豉汤方［第四十七］

栀子+四枚,擘　甘草二两　香豉四合,绵裹

上三味，以水四升，先煮栀子、甘草，取二升半，内豉，煮取一升半，去滓，分**为**二服，温进一服，得**快**吐，止后服。

栀子生姜豉汤方［第四十八］

栀子+四枚,擘　生姜五两　香豉四合,绵裹

上三味，以水四升，先煮栀子、生姜，取二升半，内豉，煮取一升半，去滓，分**为**二服，温进一服，得**快**吐，止后服。

84.发汗，若下之，烦热，胸中窒者，栀子豉汤主之。（77）

85.伤寒五六日，大下之后，身热不去，心中结痛，**此为**未解，栀子豉汤主之。（78）

86.伤寒下后，烦**而**腹满，卧起不安，栀子厚朴汤主之。（79）

栀子厚朴汤方［第四十九］

栀子+四枚,擘　厚朴四两　枳实四枚,**去穰,炒**

上三味，以水三升，煮取一升半，去滓，分**为**二服，温进一服，得吐，止后服。

87.伤寒，医以**圆**药大下之，身热不去，微烦，栀子干姜汤主之。（80）

栀子干姜汤方［第五十］

栀子+四枚,擘　干姜二两

上二味，以水三升，煮取一升，去滓，分**为三**服，温进一服，得**快**吐，止后服。

88.凡用栀子**汤证**，**其**人微溏者，不可与服之。（81）

89.太阳病，发**其**汗**而**不解，其人仍发热，心下悸，头眩，身瞤**而**动，振振欲擗地者，真武汤主之。（82）

茯苓　芍药　生姜各三两,切　白术二两　附子一枚,炮,去皮,破八片

上五味,以水八升,煮取三升,去滓,温服七合,日三服。

【按】宋本《伤寒论》316条"真武汤方"后有加减法,与右页《金匮玉函经》所列"真武汤方"的加减法相近。

83.咽喉干燥者,不可发汗。(90)

84.淋家,不可发汗,发汗必便血。(91)

85.疮家,虽身疼痛,不可**发汗**,汗出则痉。(92)

86.衄家,不可**发汗**,汗出必额上陷,脉急紧,直视不能眴(音唤,又胡绢切,下同。一作:瞬),不得眠。(93)

87.亡血家,不可**发汗**,**发汗**则寒栗而振。(94)

88.汗家,重发汗,必恍惚心乱,小便已阴疼,与禹余粮丸。[方四十四](方本阙)。(95)

89.病人有寒,复发汗,胃中冷,必吐蛔(一作:逆)。(96)

90.本发汗,而复下之,**此为逆也;若**先发汗,治不为逆。本先下之,而反汗之,为逆;**若**先下之,治不为逆。(97)

91.伤寒,医下之,续得下利,清谷不止,身疼痛**者**,急当救里;后身疼痛,清便自调**者**,急当救表。救里宜四逆汤,救表宜桂枝汤。[方四十五](用前第十二方)。(98)

92.病发热头痛,脉反沉,若不差,身体疼痛。当救其里,四逆汤**方**。(99)

甘草二两,炙　干姜一两半　附子一枚,生用,去皮,破八片

上三味,以水三升,煮取一升二合,去滓,分温再服。强人可大附子一枚,干姜三两。

93.太阳病,先下而不愈,因复发汗,**以此**表里俱虚,其人因致冒,冒家汗出自愈。所以然者,汗出表和故也。里未和,然后复下之。(100)

真武汤方［第九十五］

茯苓　芍药　生姜各三两　白术二两　附子一枚，炮

上五味，以水八升，煮取三升，去滓，温服七合，日三服。**若咳
者，加五味子半升，细辛、干姜各一两；若小便利者，去茯苓；若下
利者，去芍药，加干姜二两；若呕者，去附子，加生姜，足前成半斤。**

90.咽喉干燥者，不可发**其汗**。（83）

91.淋家，不可发汗，发**其汗**必便血。（84）

92.疮家，虽身疼痛，不可**攻其表**，汗出则**痓**。（85）

93.衄家，不可**攻其表**，汗出必额上**促急而**紧，直视不能眴，不得
眠。（86）

94.亡血家，不可**攻其表**，汗出则寒栗而振。（87）

95.汗家，重发**其汗**，必恍惚心乱，小便已阴疼，与禹余粮丸。
（88）

96.病人有寒，复发**其汗**，胃中冷，必吐蚘。（89）

97.本发汗，而复下之，为逆；先发汗**者**，治不为逆。本先下之，
而反汗之，为逆；先下之**者**，治不为逆。（90）

98.伤寒，医下之，续得下利，清谷不止，身**体**疼痛，急当救
里；后身疼痛，清便自调，急当救表。救里宜四逆汤，救表宜桂枝汤。
（91）

99.病发热头痛，脉反沉，若不差，身体**更**疼痛。当救其里，**宜四
逆汤。（92）

100.太阳病，先下**之**而不愈，因复发**其汗**，表里俱虚，其人因致
冒，冒家**当**汗出自愈。所以然者，汗出表和故也。里未和，然后复下
之。（93）

94. 太阳病未解，脉阴阳俱停（一作：微），必先振栗汗出而解。但阳脉微者，先汗出而解；但阴脉微（一作：尺脉实）者，下之而解。若欲下之，宜调胃承气汤。［方四十六］（用前第三十三方。一云：用大柴胡汤）。（101）

95. 太阳病，发热汗出者，此为荣弱卫强，故使汗出。欲救邪风者，宜桂枝汤。［方四十七］（方用前法）。（19）

96. 伤寒五六日，中风，往来寒热，胸胁苦满，嘿嘿不欲饮食，心烦喜呕，或胸中烦而不呕，或渴，或腹中痛，或胁下痞硬，或心下悸、小便不利，或不渴、身有微热，或咳者，小柴胡汤主之。［方四十八］。（105）

柴胡半斤 黄芩三两 人参三两 半夏半升，洗 甘草炙 生姜各三两，切 大枣十二枚，擘

上七味，以水一斗二升，煮取六升，去滓，再煎取三升，温服一升，日三服。若胸中烦而不呕者，去半夏、人参，加栝楼实一枚；若渴，去半夏，加人参合前成四两半，栝楼根四两；若腹中痛者，去黄芩，加芍药三两；若胁下痞硬，去大枣，加牡蛎四两；若心下悸、小便不利者，去黄芩，加茯苓四两；若不渴、外有微热者，去人参，加桂枝三两，温覆微汗愈；若咳者，去人参、大枣、生姜，加五味子半升，干姜二两。

97. 血弱气尽，腠理开，邪气因入，与正气相抟，结于胁下。正邪分争，往来寒热，休作有时，嘿嘿不欲饮食。脏腑相连，其痛必下，邪高痛下，故使呕也（一云：脏腑相违，其病必下，胁膈中痛），小柴胡汤主之（102）。服柴胡汤已，渴者，属阳明，以法治之。［方四十九］（用前方）。（103）

98. 得病六七日，脉迟浮弱，恶风寒，手足温，医二三下之，不能食，而胁下满痛，面目及身黄，颈项强，小便难者，与柴胡汤，后必下重。本渴，饮水而呕者，柴胡汤不中与也。食谷者哕。（104）

101. 太阳病未解，脉阴阳俱停，必先振汗而解。但阳微者，先汗之而解；阴微者，**先**下之而解。**汗之宜桂枝汤**；下之宜承气汤。（94）

102. 血弱气尽，腠理开，邪气因入，与正气相**搏**，结于胁下。正邪分争，往来寒热，休作有时，嘿嘿不欲饮食。脏腑相连，其痛必下，邪高痛下，故使呕也，小柴胡汤主之。（97）

103. 服柴胡汤已，渴者，**此为**属阳明，以法治之。（97）

104. 得病六七日，脉迟浮弱，恶风寒，手足温，医二三下之，不能食，**其人**胁下满痛，面目及身黄，颈项强，小便难，与柴胡汤，后必下重。本渴，饮水而呕，柴胡汤不**复**中与也。食谷者哕。（98）

99.伤寒四五日，身热恶风，颈项强，胁下满，手足温而渴**者**，小柴胡汤主之。［方五十］（用前方）。（106）

100.伤寒，阳脉涩，阴脉弦，法当腹中急痛，先与小建中汤；不差**者**，小柴胡汤主之。［方五十一］（用前方）。（107）

小建中汤方

桂枝三两，去皮　甘草二两，炙　大枣十二枚，擘　芍药六两　生姜三两，切　胶饴一升

上六味，以水七升，煮取三升，去滓，内饴，更上**微火**消解，温服一升，**日三服**。呕家不可**用建中汤**，以**甜**故也。

101.伤寒中风，有柴胡证，但见一证便是，不必悉具（108）。凡柴胡汤**病**证而下之，**若**柴胡证不罢者，复与柴胡汤，必蒸蒸而振，却**复**发热汗出而解。（109）

102.伤寒二三日，心中悸而烦**者**，小建中汤主之。［方五十二］（用前第五十一方）。（110）

103.太阳病，过经十余日，**反**二三下之，后四五日，柴胡证仍在**者**，先与小柴胡。呕**不止，心下急**（一云：呕止小安），郁郁微烦者，为未解**也**，与大柴胡汤，下之则愈。［方五十三］。（111）

柴胡半斤　黄芩三两　芍药三两　半夏半升，洗　生姜五两，切　枳实四枚，炙　大枣十二枚，擘

上七味，以水一斗二升，煮取六升，去滓，再煎，温服一升，**日三服**。一方加大黄二两。**若**不加，**恐不为**大柴胡汤。

104.伤寒十三日不解，胸胁满而呕，日晡**所**发潮热，已而微利。此本柴胡证，下之**以**不得利，今反利者，知医以丸药下之，**此非其治**

105. **中风**五六日，**伤寒**，往来寒热，胸胁苦满，嘿嘿不欲饮食，心烦喜呕，或胸中烦而不呕，或渴，或腹中痛，或胁下痞**坚**，或心**中**悸、小便不利，或不渴，**外**有微热，或咳，小柴胡汤主之。（96）

106. 伤寒四五日，身热恶风，颈项强，胁下满，手足温而渴，小柴胡汤主之。（99）

107. 伤寒，阳脉涩，阴脉弦，法当腹中急痛，先与小建中汤；不差，**即与**小柴胡主之。（100）

小建中汤方〔第二十九〕

桂枝　甘草炙　生姜各三两　芍药六两　大枣十二枚　胶饴一升

上六味，以水七升，煮取三升，去滓，内**胶**饴，更上火消解，温服一升。呕家不可**服**，**以甘**故也。

108. 伤寒中风，有**小柴胡证**，但见一证便是，不必悉具。（101）

109. 凡柴胡汤证而下之，柴胡证不罢者，复与柴胡汤，必蒸蒸而振，却发热汗出而解。（101）

110. 伤寒二三日，心中悸而烦，小建中汤主之。（102）

111. 太阳病，过经十余日，**及**二三下之，后四五日，柴胡证仍在，先与小柴胡**汤**。呕止**小安**，**其人**郁郁微烦者，为未解，与大柴胡汤，下之愈。（103）

大柴胡汤方〔第三十四〕

柴胡半斤　黄芩三两　芍药三两　半夏半升　生姜三两　枳实四枚，炙　大枣十二枚　**大黄**二两

上八味，以水一斗二升，煮取六升，去滓，再煎，**取三升**，温服一升。一方**无**大黄，**然不加**，不**得名**大柴胡汤**也**。

112. 伤寒十三日不解，胸胁满而呕，日晡发潮热，而微利。此本柴胡证，下之不得利，今反利者，知医以丸药下之，非其治也。潮热

也。潮热者，实也，先宜服小柴胡汤**以解外**，后以柴胡加芒硝汤主之。［方五十四］。（112）

柴胡_{二两十六铢} 黄芩_{一两} 人参_{一两} 甘草_{一两，炙} 生姜_{一两，切} 半夏_{二十}
铢，本云：五枚。洗 大枣_{四枚，擘} 芒硝_{二两}

上八味，以水四升，煮取二升，去滓，**内芒硝，更煮微沸，分温再服**，不解更作。

臣亿等谨按：《金匮玉函》方中无芒硝。别一方云：以水七升，下芒硝二合，大黄四两，桑螵蛸五枚，煮取一升半，服五合，微下即愈。本云：柴胡再服，以解其外，余二升，加芒硝、大黄、桑螵蛸也。

105. 伤寒十三日，过经谵语**者**，以有热也，当以汤下之。若小便利者，大便当**硬**，而反下利，脉调和者，知医以丸药下之，非其治也。**若自下利者**，脉当微厥，今反和者，此为内实也，调胃承气汤主之。［方五十五］（用前第三十三方）。（113）

106. 太阳病不解，热结膀胱，其人如狂，血自下，下者愈。其外不解**者**，尚未可攻，当先解其外。外解已，**但少腹急结者**，乃可攻之，宜桃核承气汤。［方五十六］（后云：解外宜桂枝汤）。（114）

桃仁_{五十个，去皮尖} 大黄_{四两} 桂枝_{二两，去皮} 甘草_{二两，炙} 芒硝_{二两}

上五味，以水七升，煮取二升半，去滓，内芒硝，**更上火**，微沸**下火**。**先食**温服五合，日三服，当微利。

107. 伤寒八九日，下之，胸满烦惊，小便不利，谵语，一身尽重，不可转侧**者**，柴胡加龙骨牡蛎汤主之。［方五十七］。（115）

柴胡_{四两} 龙骨 黄芩 生姜_切 **铅丹** 人参 桂枝_{去皮} 茯苓_{各一两半}
半夏_{二合半，洗} 大黄_{二两} 牡蛎_{一两半，熬} 大枣_{六枚，擘}

上十二味，以水八升，煮取四升，内大黄，**切如棋子，更煮一两沸**，去滓，温服一升。本云：柴胡汤，**今加龙骨等**。

者，实也，先**再**服小柴胡汤解**其**外，后以柴胡加芒硝汤主之。（104）

柴胡加芒硝汤方［第三十五］

柴胡_{二两十六铢}　黄芩_{一两}　人参_{一两}　甘草_{一两，炙}　生姜_{一两}　半夏_{五枚}
大枣_{四枚}　芒硝_{二两}

上**七**味，以水四升，煮取**三**升，去滓，分**二**服，**以解为差**，不解
更作**服**。

【按】林亿所言与本方不符，恐另据别本，待考。

113.伤寒十三日，过经**而**谵语，**内**有热也，当以汤下之。小便利
者，大便当**坚**，而反下利，**其**脉调和者，知医以丸药下之，非其治
也。自利者，**其**脉当微厥，今反和者，此为内实也，调胃承气汤主之。
（105）

114.太阳病不解，热结膀胱，其人如狂，血自下，下者**即**愈。其
外不解，尚未可攻，当先解其外。外解，**小**腹急结者，乃可攻之，宜
桃核承气汤。（106）

桃仁承气汤方［第七十八］

桃仁_{五十枚，去皮尖}　大黄_{四两}　桂枝_{二两}　甘草_{二两，炙}　芒硝_{二两}

上五味，以水七升，**先煮四味**，取二升半，去滓，内硝，更**煮微**
沸，温服五合，日三服，微利。

115.伤寒八九日，下之，胸满烦惊，小便不利，谵语，一身尽重，
不可转侧，柴胡加龙骨牡蛎汤主之。（107）

柴胡加龙骨牡蛎汤方［第三十三］

柴胡_{四两}　黄芩　生姜　龙骨　人参　桂枝　牡蛎_熬　**黄丹**　茯苓_各
_{一两半}　半夏_{二合半}　大枣_{六枚}　大黄_{二两}

上十二味，以水八升，煮取四升，内大黄，更煮，**取二升**，去滓，
温服一升。本**方**柴胡汤，**内**加龙骨、**牡蛎、黄丹、桂、茯苓、大黄也，**

108. 伤寒，腹满谵语，寸口脉浮而紧，此肝乘脾也，名曰纵，刺期门。［方五十八］。（116）

109. 伤寒发热，啬啬恶寒，大渴，欲饮水，其腹必满，自汗出，小便利，其病欲解，此肝乘肺也，名曰横，刺期门。［方五十九］。（117）

110. 太阳病二日，反躁，凡熨其背，而大汗出，大热入胃（一作：二日内，烧瓦熨背，大汗出，火气入胃），胃中水竭，躁烦，必发谵语。十余日，振栗自下利者，此为欲解也。故其汗从腰以下不得汗，欲小便不得，反呕，欲失溲，足下恶风，大便硬，小便当数，而反不数及不多，大便已，头卓然而痛，其人足心必热，谷气下流故也。（118）

111. 太阳病中风，以火劫发汗，邪风被火热，血气流溢，失其常度，两阳相熏灼，其身发黄。阳盛则欲衄，阴虚小便难，阴阳俱虚竭，身体则枯燥，但头汗出，剂颈而还，腹满微喘，口干咽烂，或不大便，久则谵语，甚者至哕，手足躁扰，捻衣摸床。小便利者，其人可治。（119）

112. 伤寒脉浮，医以火迫劫之，亡阳，必惊狂，卧起不安者，桂枝去芍药加蜀漆牡蛎龙骨救逆汤主之。［方六十］。（120）

桂枝三两，去皮　甘草二两，炙　生姜三两，切　大枣十二枚，擘　牡蛎五两，熬
蜀漆三两，洗，去腥　龙骨四两

上七味，以水一斗二升，先煮蜀漆，减二升，内诸药，煮取三升，去滓，温服一升。本云：桂枝汤，今去芍药，加蜀漆、牡蛎、龙骨。

113. 形作伤寒，其脉不弦紧而弱，弱者必渴，被火必谵语。弱者发热脉浮，解之，当汗出愈。（121）

114. 太阳病，以火熏之，不得汗，其人必躁，到经不解，必清血，

今分作半剂。

116. 伤寒，腹满**而**谵语，寸口脉浮而紧**者**，此**为**肝乘脾，名曰纵，**当**刺期门。（108）

117. 伤寒发热，啬啬恶寒，**其人**大渴，欲饮**酢浆**者，其腹必满**而**自汗出，小便利，其病欲解，此**为**肝乘肺，名曰横，**当**刺期门。（109）

118. 太阳病二日，**而反烧瓦熨**其背，而大汗出，大热入胃，胃中水竭，躁烦，必**当**谵语。十余日，振**而反汗出**者，此为欲解也。其汗从腰以下不得汗，欲小便不得，反呕，欲失溲，足下恶风，大便**坚者**，小便当数，而反不数及不多，大便已，头卓然而痛，其人足心必热，谷气下流故也。（110）

119. 太阳中风，以火劫发**其**汗，邪风被火热，血气流溢，失其常度，两阳相熏灼，其身发黄。阳盛则欲衄，阴虚小便难，阴阳俱虚竭，身体则枯燥，但头汗出，剂颈而还，腹满微喘，口干咽烂，或不大便，久则谵语，甚者至哕，手足躁扰，**寻**衣摸床。小便利者，其人可治。（111）

120. 伤寒脉浮，医以火迫劫之，亡阳，惊狂，卧起不安，桂枝去芍药加蜀漆牡蛎龙骨救逆汤主之。（112）

桂枝去芍药加蜀漆龙骨牡蛎救逆汤方［第十］

桂枝三两　甘草二两，炙　生姜三两　蜀漆三两，洗，去腥　大枣十二枚　牡蛎五两，熬　龙骨四两

上七味，**㕮咀**，以水八升，先煮蜀漆，减二升，内诸药，取三升，**去渣**，温服一升。本**方**桂枝汤，今去芍药，加蜀漆、龙骨、牡蛎。一法：以水一斗二升，煮取五升。

121. 伤寒，其脉不弦紧而弱者必渴，被火必谵语。弱者发热脉浮，解之，当汗出愈。（113）

122. 太阳病，以火熏之，不得汗**者**，其人必躁，到经不解，必清

名为火邪。（122）

115. 脉浮热甚，而**反灸之**，此为实，实以虚治，因火而动，**必咽燥，吐血**。（123）

116. 微数之脉，慎不可灸。因火为邪，则为烦逆，追虚逐实，血散脉中，火气虽微，内攻有力，焦骨伤筋，血难复也（124）。脉浮，**宜以汗解，用火灸之**，邪无从出，因火而盛，病从腰以下必重而痹，**名火逆也**（125）。欲自解者，必当先烦，**烦乃有汗而解**。何以知之？脉浮，故知汗出解。（126）

117. 烧针令其汗，针处被寒，核起而赤者，必发**奔豚**。气从少腹上冲心者，灸其核上各一壮，与桂枝加桂汤，**更加桂二两也**。〔方六十一〕。（127）

桂枝五两，去皮　芍药三两　生姜三两，切　甘草二两，炙　大枣十二枚，擘

上五味，以水七升，煮取三升，去滓，温服一升。本云：桂枝汤，**今加桂满五两。所以加桂者，以能泄奔豚气也。**

118. 火逆下之，因烧针烦躁者，桂枝甘草龙骨牡蛎汤主之。〔方六十二〕。（128）

桂枝一两，去皮　甘草二两，炙　牡蛎二两，熬　龙骨二两

上四味，以水五升，煮取二升半，去滓，温服八合，日三服。

119. 太阳伤寒**者**，加温针，必惊也。（129）

120. 太阳病，当恶寒发热，今自汗出，反不恶寒发热，关上脉细**数者，以医吐之过也**。一二日吐之者，腹中饥，口不能食；三四日吐之者，不喜糜粥，欲食冷食，朝食暮吐。以医吐之所致也，此为小逆。（130）

121. 太阳病吐之，但太阳病当恶寒，今反不恶寒，不欲近衣，此为吐之内烦也。（131）

122. 病人脉数，数为热，当消谷引食，而反吐者，**此以发汗，令**

血，名火邪。（114）

123. 脉浮热**盛**，而灸之，此为实，实以虚治，因火而动，咽燥，**必**吐血。（115）

124. 微数之脉，慎不可灸。因火为邪，则为烦逆，追虚逐实，血散脉中，火气虽微，内攻有力，焦骨伤筋，血难复也。（116）

125. 脉浮，**当以汗解**，**而反**灸之，邪无从出，因火而盛，病从腰以下必重而痹，**此为火逆**。（116）

126. 欲自解者，必当先烦，乃有汗，**随汗**而解。何以知之？脉浮，故知汗出**而解**。（116）

127. 烧针令其汗，针处被寒，核起而赤者，必发**贲豚**。气从少腹上冲心者，灸其核上各一壮，与桂枝加桂汤。（117）

桂枝加桂汤［第五］

桂枝_{五两}　芍药_{三两}　甘草_{二两，炙}　生姜_{三两}　大枣_{十二枚}

上五味，以水七升，煮取三升，去滓，温服一升。本**方**桂枝汤，今加桂。

128. 火逆下之，因烧针烦躁者，桂枝甘草龙骨牡蛎汤主之。（118）

桂枝甘草龙骨牡蛎汤方［第十五］

桂枝_{一两}　甘草　龙骨　牡蛎_{熬。各三两}

上**为末**，以水五升，煮取二升，去滓，温服八合，日三服。

129. 太阳伤寒，加温针，必惊。（119）

130. 太阳病，当恶寒**而**发热，今自汗出，反不恶寒**而**发热，关上脉细**而**数，**此**医吐之**故**也。一日二日吐之者，腹中饥，口不能食；三**日**四日吐之者，不喜糜粥，欲食冷食，朝食**夕**吐。以医吐之所致也，此为小逆。（120）

131. 太阳病吐之，但太阳病当恶寒，今反不恶寒，不欲近衣，此为吐之内烦也。（121）

132. 病人脉数，数为热，当消谷引食，而反吐者，以**医发其汗**，

阳气微，膈气虚，脉乃数也。数为客热，不能消谷，以胃中虚冷，故吐也。（132）

123. 太阳病，过经十余日，心下温温欲吐，而胸中痛，大便反溏，腹微满，郁郁微烦。先此时自极吐、下者，与调胃承气汤；若不尔者，不可与。但欲呕，胸中痛，微溏者，此非柴胡汤证。以呕，故知极吐、下也。调胃承气汤。[方六十三]（用前第三十三方）。（133）

124. 太阳病六七日，表证仍在，脉微而沉，反不结胸，其人发狂者，以热在下焦，少腹当硬满，小便自利者，下血乃愈。所以然者，以太阳随经，瘀热在里故也。抵当汤主之。[方六十四]。（134）

水蛭熬　虻虫各三十个，去翅足，熬　桃仁二十个，去皮尖　大黄三两，酒洗

上四味，以水五升，煮取三升，去滓，温服一升。不下更服。

125. 太阳病，身黄，脉沉结，少腹硬，小便不利者，为无血也；小便自利，其人如狂者，血证谛也，抵当汤主之。[方六十五]（用前方）。（135）

126. 伤寒有热，少腹满，应小便不利，今反利者，为有血也。当下之，不可余药，宜抵当丸。[方六十六]。（136）

水蛭二十个，熬　虻虫二十个，去翅足，熬　桃仁二十五个，去皮尖　大黄三两

上四味，捣分四丸，以水一升，煮一丸，取七合服之，晬时当下血；若不下者，更服。

127. 太阳病，小便利者，以饮水多，必心下悸；小便少者，必苦里急也。（137）

阳气微，隔气虚，脉**则为**数。数为客热，不能消谷，胃中虚冷，故吐也。（122）

133. 太阳病，过经十余日，心下**嗢嗢**欲吐，而**又**胸中痛，大便反溏，**其**腹微满，郁郁微烦。先时自极吐、下者，与调胃承气汤；不尔者，不可与。**反**欲呕，胸中痛，微溏，此非汤证。以呕，故知极吐、下也。（123）

134. 太阳病六七日，表证仍在，**其**脉微沉，反不结胸，其人发狂，**此**热在下焦，少腹当**坚而**满，小便自利者，下血乃愈。所以然者，太阳随经，瘀热在里故也。（124）

抵当汤方［第八十三］

水蛭三十个，熬　虻虫三十个，**熬，去翅足**　桃仁二十个，去皮尖　大黄三两，酒浸

上四味，**为末**，以水五升，煮取三升，去滓，温服一升。不下**再**服。

135. 太阳病，身黄，**其**脉沉结，少腹**坚**，小便不利，为无血也；小便自利，其人如狂者，血证谛也。（125）

136. 伤寒有热，**而**少腹满，应小便不利，今反利者，为有血也。当下之，不可余药，宜抵当丸。（126）

抵当丸方［第八十二］

水蛭二十个，熬　虻虫二十五个　桃仁三十个，去皮尖　大黄三两

上四味，**杵**分四丸，以水一升，煮一丸，取七合服之，晬时当下血；若不下，更服。

137. 太阳病，小便利者，为饮水多，心下**必悸**；小便少者，必苦里急也。（127）

（二）太阳病篇（下）

宋本《伤寒论》

· 辨太阳病脉证并治下第七

《金匮玉函经》

· 辨太阳病形证治下第四

辨太阳病脉证并治下第七

128.问曰：病有结胸，有脏结，其状何如？答曰：按之痛，**寸脉浮，关脉沉，名曰结胸也**。（138）

129.何**谓脏结**？答曰：如结胸状，饮食如故，时**时下利，寸脉浮，关脉小细沉紧，名曰脏结**。舌上白胎滑者，难治。（139）

130.脏结无阳证，不往来寒热（一云：寒而不热），其人反静，舌上胎滑者，不可攻也。（140）

131.病发于阳而反下之，热入因作结胸；**病发于阴而反下之**（一作：汗出），**因作痞也。所以成结胸者，以下之太早故也**（141）。结胸者，项亦强，如柔痓状，下之则和，宜大陷胸丸。[方一]。（142）

大黄_{半斤}　葶苈子_{半升，熬}　芒硝_{半升}　杏仁_{半升，去皮尖，熬黑}

上四味，捣筛二味，内杏仁、芒硝，合研如脂，和散，取如弹丸一枚，**别捣甘遂末一钱匕**，白蜜二合，水二升，煮取一升，**温顿服之**，一宿乃下；**如不下，更服，取下为效。禁如药法。**

132.结胸证，其脉浮大者，不可下，下之则死。（143）

133.结胸证悉具，**烦躁者，亦死**。（144）

134.太阳病，脉浮而动数。浮则为风，数则为热；动则为痛，数则为虚。头痛发热，微盗汗出，而反恶寒者，表未解也。医反下之，**动数变迟，膈内拒痛**（一云：头痛即眩），胃中空虚，客气动膈，短气躁烦，心中懊憹，阳气内陷，心下因硬，则为结胸，大陷胸汤主之。若不结胸，但头汗出，**余处无汗**，剂颈而还，小便不利，身必发黄。**大陷胸汤**。[方二]。（145）

辨太阳病形证治下第四

138. 问曰：病有结胸，有脏结，其状何如？曰：按之痛，**其脉寸口浮，关上自沉，为结胸。**（128）

139. **问曰：何为脏结**？答曰：如结胸状，饮食如故，时**小便不利，阳脉浮，关上细沉而紧，为脏结**。舌上白胎滑者，为难治。（129）

140. 脏结**者**无阳证，不往来寒热（一云：寒而不热），其人反静，舌上胎滑者，不可攻也。（130）

141. **夫**病发于阳而反下之，热入因作结胸；发于阴而反下之，因作痞。结胸者，下之早，**故令结胸。**（131）

142. 结胸者，**其**项亦强，如柔**痉**状，下之即**即**和，宜大陷胸丸。（131）

大陷胸丸方　［第五十四］

大黄_{半斤}　葶苈　芒硝　杏仁_{各半升}

上四味，捣，**和**，取如弹丸一枚，甘遂末一钱匕，白蜜**一两**，水二升，煮取一升，顿服，一宿乃下。

143. 结胸证，其脉浮大，不可下，下之**即死。**（132）

144. 结胸证悉具，**而躁者，死。**（133）

145. 太阳病，脉浮而动数。浮则为风，数则为热；动则为痛，数则为虚。头痛发热，微盗汗出，而反恶寒者，**其表未解也**。医反下之，动数变迟，**头痛则眩**，胃中空虚，客气动膈，短气**烦躁**，心中懊憹，阳气内陷，心下因**坚**，则为结胸，大陷胸汤主之。若不结胸，但头汗出，**其余**无汗，剂颈而还，小便不利，身必发黄。（134）

大黄_{六两,去皮}　芒硝_{一升}　甘遂_{一钱匕}

上三味，以水六升，先煮大黄，取二升，去滓，内芒硝，煮一**两**沸，内甘遂末，温服一升，得快利，止后服。

135. 伤寒六七日，结胸热实，脉**沉而**紧，心下痛，按之**石硬者**，大陷胸汤主之。［方三］（用前第二方）。（146）

136. 伤寒十余日，热结在里，复往来寒热**者**，与大柴胡汤；但结胸，无大热**者**，此为水结在胸胁**也**，**但头微汗出者**，大陷胸汤主之。［方四］（用前第二方）。（147）

大柴胡汤方

柴胡_{半斤}　枳实_{四枚,炙}　生姜_{五两,切}　黄芩_{三两}　芍药_{三两}　半夏_{半升,洗}　大枣_{十二枚,擘}

上七味，以水一斗二升，煮取六升，去滓，再煎，温服一升，日三服。一方加大黄二两，若不加，恐不名大柴胡汤。

137. 太阳病，重发汗而复下之，不大便五六日，舌上燥而渴，日**晡所**小有潮热（一云：日晡所发，心胸大烦），从心下至少腹，**硬满而**痛不可近者，大陷胸汤主之。［方五］（用前第二方）。（148）

138. 小结胸**病**，正在心下，按之则痛，脉浮滑**者**，小陷胸汤主之。［方六］。（149）

黄连_{一两}　半夏_{半升,洗}　栝楼实_{大者一枚}

上三味，以水六升，先煮栝楼，取三升，去**滓**，内诸药，煮取二升，去滓，分温三服。

139. 太阳病二三日，不能卧，但欲起，心下必结，脉微弱者，此**本有寒分**也。反下之，**若利止**，必作结胸；未止者，四日复下之，此**作协热利也**。（150）

140. 太阳病，下之，其脉促（一作：纵），不结胸者，此为欲解

大陷胸汤方［第五十三］

大黄六两，去皮　芒硝一升　甘遂一钱

上三味，以水六升，先煮大黄，取二升，去滓，内芒硝，煮一二沸，内甘遂末，温服一升，得快利，止后服。

146.伤寒六七日，结胸热实，**其脉浮**紧，心下痛，按之**如石坚**，大陷胸汤主之。（135）

147.伤寒十余日，热结在里，复往来寒热，**当**与大柴胡汤；但结胸，无大热，此为水结在胸胁，头微汗出，大陷胸汤主之。（136）

148.太阳病，重发**其**汗而复下之，不大便五六日，舌上燥而渴，日晡小有潮热，从心下至少腹，**坚满而痛不可近者**，大陷胸汤主之。（137）

149.**小结胸者**，正在心下，按之**即**痛，**其**脉浮滑，小陷胸汤主之。（138）

小陷胸汤方［第五十二］

栝楼实一枚　黄连二两　半夏半升

上三味，以水六升，先煮栝楼，取三升，去渣，内诸药，煮取二升，去滓，分温三服。

150.太阳病二三日，不能卧，但欲起**者**，心下必结，**其**脉微弱者，此本**寒**也。**而**反下之，利止**者**，必结胸；未止者，四日复**重**下之，此**挟**热利也。（139）

151.太阳病，下之，其脉促，不结胸者，此为欲解；**其**脉浮者，也；脉浮者，必结胸；脉紧者，必咽痛；脉弦者，必两胁拘急；脉细数者，头痛未止；脉沉紧者，必欲呕；脉沉滑者，协热利；脉浮滑者，必下血。（151）

141. 病在阳，应以汗解之，反以冷水潠之，若灌之，其热被劫不得去，弥更益烦，肉上粟起，意欲饮水，反不渴者，服文蛤散。若不差者，与五苓散。寒实结胸，无热证者，与三物小陷胸汤（用前第六方），白散亦可服。[方七]（一云：与三物小白散）（152）

文蛤散方

文蛤五两

上一味，为散，以沸汤和一方寸匕服，汤用五合。

五苓散方

猪苓十八铢，去黑皮　白术十八铢　泽泻一两六铢　茯苓十八铢　桂枝半两，去皮

上五味为散，更于臼中治之，白饮和方寸匕服之，日三服，多饮暖水，汗出愈。

白散方

桔梗三分　巴豆一分，去皮心，熬黑，研如脂　贝母三分

上三味为散，内巴豆，更于臼中杵之，以白饮和服，强人半钱匕，羸者减之。病在膈上必吐，在膈下必利。不利，进热粥一杯；利过不止，进冷粥一杯。身热、皮粟不解，欲引衣自覆，若以水潠之、洗之，益令热却不得出，当汗而不汗则烦。假令汗出已，腹中痛，与芍药三两如上法。

142. 太阳与少阳并病，头项强痛，或眩冒，时如结胸，心下痞硬者，当刺大椎第一间、肺俞、肝俞，慎不可发汗；发汗则谵语、脉弦，五日谵语不止，当刺期门。[八]。（153）

143. 妇人中风，发热恶寒，经水适来，得之七八日，热除而脉迟身凉，胸胁下满，如结胸状，谵语者，此为热入血室也，当刺期门，随其实而取之。[九]。（154）

必结胸；**其**脉紧者，必咽痛；**其**脉弦者，必两胁拘急；**其**脉细**而**数者，头痛未止；**其**脉沉**而**紧者，必欲呕；**其**脉沉**而**滑者，**挟热利**；**其**脉浮**而**滑者，必下血。（140）

152.病在阳，**当**以汗解，**而**反以水潠之，若灌之，其热被劫不得去，益烦，**皮**上粟起，意欲饮水，反不渴，服文蛤散。若不差，与五苓散。**若**寒实结胸，无热证者，与三物小**白散**。（141）

文蛤散方［第五十六］

文蛤_{五两}

上一味，为散，沸汤和**服一方寸匕**。

白散方［第五十七］

桔梗　贝母_{各十八铢}　巴豆_{六铢，去皮心，熬黑}

上三味为散，白饮和服，强人半钱，羸者减之。病在膈上必吐，在膈下必利。不利，进热粥一杯；利过不止，进冷粥一杯。

153.太阳与少阳并病，头项强痛，或眩，时如结胸，心下痞**而坚**，当刺大椎第一间、肺俞、肝俞，慎不可发汗；发汗则谵语，**谵语则脉**弦，**谵语五六日**不止，当刺期门。（142）

154.妇人中风，发热恶寒，经水适来，得之七八日，热除而脉迟身凉，胸胁下满，如结胸状，**其人**谵语，此为热入血室，当刺期门，随其**虚**实而取之。（143）

144.妇人中风七八日，续得寒热，发作有时，经水适断者，此为热入血室，其血必结，故使如疟状，发作有时，小柴胡汤主之。[方十]。（155）

柴胡半斤　黄芩三两　人参三两　半夏半升,洗　甘草三两　生姜三两,切　大枣十二枚,擘

上七味，以水一斗二升，煮取六升，去滓，再煎取三升，温服一升，日三服。

145.妇人伤寒，发热，经水适来，昼日明了，暮则谵语，如见鬼状者，此为热入血室。无犯胃气及上二焦，必自愈。[方十一]。（156）

146.伤寒六七日，发热微恶寒，支节烦疼，微呕，心下支结，外证未去者，柴胡桂枝汤主之。[方十二]。（157）

桂枝去皮　黄芩一两半　人参一两半　甘草一两,炙　半夏二合半,洗　芍药一两半　大枣六枚,擘　生姜一两半,切　柴胡四两

上九味，以水七升，煮取三升，去滓，温服一升。**本云：人参汤，作如桂枝法，加半夏、柴胡、黄芩，复如柴胡法。今用人参作半剂。**

【按】本方中，桂枝未载剂量。

147.伤寒五六日，已发汗而复下之，胸胁满，微结，小便不利，渴而不呕，但头汗出，往来寒热，心烦**者**，此为未解也，柴胡桂枝干姜汤主之。[方十三]。（158）

柴胡半斤　桂枝三两,去皮　干姜二两　栝楼根四两　黄芩三两　牡蛎二两,熬　甘草二两,炙

上七味，以水一斗二升，煮取六升，去滓，再煎取三升，温服一升，**日三服**。初服微烦，复服汗出**便愈**。

148.伤寒五六日，头汗出，微恶寒，手足冷，心下满，口不欲食，大便**硬**，脉细**者**，此为阳微结，必有表，复有里**也**。脉沉，亦在里也。

155. 妇人中风七八日，续得寒热，发作有时，经水适断者，此为热入血室，其血必结，故使如疟状，发作有时，小柴胡汤主之。（144）

156. 妇人伤寒，发热，经水适来，昼日明了，暮则谵语，如见鬼状者，此为热入血室。无犯胃气及上二焦，必**当**自愈。（145）

157. 伤寒六七日，发热微恶寒，支节烦疼，微呕，心下支结，外证未去者，柴胡桂枝汤主之。（146）

柴胡桂枝汤方 [第三十二]

柴胡四两　黄芩　人参各一两半　半夏二合半　甘草一两，炙　桂枝　芍药　生姜各一两半　大枣六枚

上九味，以水七升，煮取三升，去滓，温服一升。

158. 伤寒五六日，已发汗而复下之，胸胁满，微结，小便不利，渴而不呕，但头汗出，往来寒热，心烦，此为未解也，柴胡桂枝干姜汤主之。（147）

柴胡桂枝干姜汤方 [第三十一]

柴胡半斤　桂枝三两　干姜二两　甘草二两，炙　牡蛎二两，熬　栝蒌根四两　黄芩三两

上七味，以水一斗二升，煮取六升，去滓，再煎取三升，温服一升。初服微烦，复服汗出愈。

159. 伤寒五六日，头汗出，微恶寒，手足冷，心下满，口不欲食，大便**坚**，**其**脉细，此为阳微结，必有表，复有里。沉，亦**为病**在里也。

汗出为阳微。假令纯阴结，不得复有外证，悉入在里，此为半在里、半在**外也**。脉虽沉紧，不得为少阴**病**。所以然者，阴不得有汗，今头汗出，故知非少阴也，可与小柴胡汤。设不了了者，得屎而解。［方十四］（用前第十方）。（159）

149.伤寒五六日，呕而发热**者**，柴胡汤证具，而以他药下之，柴胡证仍在者，复与柴胡汤。此虽**已**下之，不为逆，必蒸蒸而振，却发热汗出而解。若心下满而硬痛者，此为结胸**也**，大陷胸汤主之；但满而不痛者，此为痞，柴胡不中与**之**，**宜**半夏泻心汤。［方十五］。（160）

半夏半升，洗　黄芩　干姜　人参　甘草炙。各三两　黄连一两　大枣十二枚，擘

上七味，以水一斗，煮取六升，去滓，再**煎**，取三升，温服一升，日三服。**须大陷胸汤者，方用前第二法**（一方用半夏一升）。

150.太阳少阳并病，而反下之，**成结胸**，心下**硬**，**下利不止**，水浆不下，其人心烦。（161）

151.脉浮而紧，而**复**下之，紧反入里，则作痞。按之自濡，但气痞耳。（162）

152.太阳中风，下利，呕逆，表解**者**，乃可攻之。其人漐漐汗出，发作有时，头痛，心下痞**硬**满，引胁下痛，**干呕短气**，**汗出不恶寒者**，此表解里未和**也**，十枣汤主之。［方十六］。（163）

芫花熬　甘遂　大戟

上三味，等分，**各别捣**为散，以水一升半，先煮**大枣肥者十枚**，取八合，去滓，内药末，强人服一钱匕，羸人服半钱，**温服之，平旦服**。若下少，病不除**者**，明日**更服**，加半钱。**得快下利后，糜粥自养**。

153.太阳病，医发汗，遂发热恶寒，**因复下之**，心下痞，表里俱虚，阴阳气并竭，无阳则阴独，复加烧针，因胸烦，面色青黄，肤瞤

汗出为阳微。假令纯阴结，不得有外证，悉入在于里，此为半在外、半在里。脉虽沉紧，不得为少阴。所以然者，阴不得有汗，今头汗出，故知非少阴也，可与小柴胡汤。设不了了者，得屎而解。（148）

160. 伤寒五六日，呕而发热，柴胡汤证具，而以他药下之，柴胡证仍在者，复与柴胡汤。此虽以下之，不为逆，必蒸蒸而振，却发热汗出而解。若心下满而坚痛者，此为结胸，大陷胸汤主之；若但满而不痛者，此为痞，柴胡不复中与也，半夏泻心汤主之。（149）

半夏泻心汤方［第六十］

半夏半升　黄芩　干姜　甘草炙　人参各三两　黄连一两　大枣十六枚

上七味，以水一斗，煮取六升，去滓，再煮，取三升，温服一升，日三服。

161. 太阳少阳并病，而反下之，结胸，心下坚，利复不止，水浆不肯下，其人必心烦。（150）

162. 脉浮而紧，而反下之，紧反入里，则作痞。按之自濡，但气痞耳。（151）

163. 太阳中风，下利，呕逆，表解，乃可攻之。其人漐漐汗出，发作有时，头痛，心下痞坚满，引胁下痛，呕即短气，此为表解里未和，十枣汤主之。（152）

十枣汤方［第七十三］

芫花熬　甘遂　大戟

上三味，等分，为散，以水一升半，先煮枣十枚，取八合，去滓，内药末，强人服一钱，羸人半钱。若下少，病不除，明日加半钱。

164. 太阳病，医发其汗，遂发热恶寒，复下之，则心下痞，表里俱虚，阴阳气并竭，无阳则阴独，复加烧针，因胸烦，面色青黄，肤

者，难治；今色微黄，手足温者，易愈。（164）

154. 心下痞，按之濡，其脉关上浮者，大黄黄连泻心汤主之。［方十七］。（165）

大黄二两　黄连一两

上二味，以麻沸汤二升渍之，须臾绞去滓，分温再服。

臣亿等看详大黄黄连泻心汤，诸本皆二味。又后附子泻心汤，用大黄、黄连、黄芩、附子，恐是前方中亦有黄芩，后但加附子也。故后云：附子泻心汤，本云加附子也。

155. 心下痞，而复恶寒汗出者，附子泻心汤主之。［方十八］。（166）

大黄二两　黄连一两　黄芩一两　附子一枚，炮，去皮，破，别煮取汁

上四味，切，三味以麻沸汤二升渍之，须臾绞去滓，内附子汁，分温再服。

156. 本以下之，故心下痞，与泻心汤；痞不解，其人渴而口燥烦，小便不利者，五苓散主之。［方十九］。（一方云：忍之一日，乃愈。）（用前第七证方）。（167）

157. 伤寒汗出解之后，胃中不和，心下痞硬，干噫食臭，胁下有水气，腹中雷鸣下利者，生姜泻心汤主之。［方二十］。（168）

生姜四两，切　甘草三两，炙　人参三两　干姜一两　黄芩三两　半夏半升，洗　黄连一两　大枣十二枚，擘

上八味，以水一斗，煮取六升，去滓再煎，取三升，温服一升，日三服。附子泻心汤，本云：加附子。半夏泻心汤，甘草泻心汤，同体别名耳。生姜泻心汤，本云：理中人参黄芩汤，去桂枝、术，加黄连并泻肝法。

158. 伤寒中风，医反下之，其人下利，日数十行，谷不化，腹中

眴，**如此者**难治；今色微黄，手足温者，易愈。（153）

165.心下痞，按之濡，其脉关上**自**浮，大黄黄连泻心汤主之。（154）

大黄泻心汤方［第五十八］

大黄二两　黄连一两

上二味，**咬咀**，以麻沸汤二升渍之，须臾绞去滓，分温再服。

【按】本方名称中缺"黄连"二字。

166.**若**心下痞，而复恶寒汗出者，附子泻心汤主之。（155）

附子泻心汤方［第五十九］

大黄二两　黄连　黄芩各一两　附子一枚，炮，去皮，破，别煮取汁

上四味，**咬咀**，三味以麻沸汤二升渍之，须臾绞去滓，内附子汁，分温再服。

167.本以下之，故心下痞，与泻心汤；痞不解，其人渴而口燥烦，小便不利者，五苓散主之。（一方云：忍之一日，乃愈。）（156）

168.伤寒汗出解之后，胃中不和，心下痞**坚**，干噫食臭，胁下有水气，腹中雷鸣**而利**，生姜泻心汤主之。（157）

生姜泻心汤方［第六十一］

生姜四两　人参　甘草　黄芩各三两　半夏半升　干姜　黄连各一两　大枣十二枚

上八味，以水一斗，煮取六升，去滓再煎，取三升，温服一升，日三服。

169.伤寒中风，医反下之，其人下利，日数十行，谷不化，腹中

雷鸣，心下痞硬而满，干呕心烦，不得安。医见心下痞，谓病不尽，复下之，其痞益甚。此非结热，但以胃中虚，客气上逆，故使硬也。甘草泻心汤主之。［方二十一］。（169）

甘草四两，炙　黄芩三两　干姜三两　半夏半升，洗　大枣十二枚，擘　黄连一两

上六味，以水一斗，煮取六升，去滓，再煎，取三升，温服一升，日三服。

臣亿等谨按：上生姜泻心汤法，本云：理中人参黄芩汤。今详泻心以疗痞，痞气因发阴而生，是半夏、生姜、甘草泻心三方，皆本于理中也，其方必各有人参。今甘草泻心中无者，脱落之也。又按《千金》并《外台秘要》，治伤寒䘌食用此方，皆有人参，知脱落无疑。

159.伤寒服汤药，下利不止，心下痞硬。服泻心汤已，复以他药下之，利不止。医以理中与之，利益甚。理中者，理中焦，此利在下焦，赤石脂禹余粮汤主之。**复不止者，当利其小便。赤石脂禹余粮汤。**［方二十二］。（170）

赤石脂一斤，碎　太一禹余粮一斤，碎

上二味，以水六升，煮取二升，去滓，分温三服。

160.伤寒吐下后，发汗，虚烦，脉甚微。八九日，心下痞硬，胁下痛，气上冲咽喉，眩冒，经脉动惕者，久而成痿。（171）

161.伤寒**发汗**，若吐，若下，解后，心下痞硬，噫气不除者，旋复代赭汤主之。［方二十三］。（172）

旋复花三两　人参二两　生姜五两　代赭一两　甘草三两，炙　半夏半升，洗　大枣十二枚，擘

上七味，以水一斗，煮取六升，去滓，再煎取三升。温服一升，日三服。

162.下后，不可更行桂枝汤。若汗出而喘，无大热者，可与麻黄

雷鸣，心下痞**坚**而满，干呕**而**烦，不得安。医见心下痞，谓病不尽，复下之，其痞益甚。此非结热，但胃中虚，客气上逆，故使**之坚**。甘草泻心汤主之。（158）

甘草泻心汤方［第六十一］

甘草_{四两}　黄芩_{三两}　干姜_{三两}　半夏_{半升}　黄连_{一两}　大枣_{十二枚}

上六味，以水一斗，煮取六升，去滓，再煎，取三升，温服一升，日三服。

170.伤寒服汤药，下利不止，心下痞**坚**。服泻心汤已，复以他药下之，利不止。医以理中与之，利益甚。理中者，理中焦，此利在下焦，赤石脂禹余粮汤主之。**若**不止者，当利其小便。（159）

赤石脂禹余粮汤方［第六十三］

赤石脂_{一斤，碎}　禹余粮_{一斤，碎}

上二味，以水六升，煮取二升，去滓，分温三服。

171.伤寒吐下后，发汗，虚烦，脉甚微。八九日，心下痞**坚**，胁下痛，气上冲咽喉，眩冒，经脉动惕者，久而成痿。（160）

172.伤寒**汗出**，若吐，若下，解后，心下痞**坚**，噫气不除者，旋复代赭**石**汤主之。（161）

旋复代赭石汤方［第六十四］

【按】《金匮玉函经》"卷第八"未载此方，仅目录列名。

杏子甘草石膏汤。［方二十四］。（174）

　　麻黄四两　杏仁五十个，去皮尖　甘草二两，炙　石膏半斤，碎，绵裹

　　上四味，以水七升，先煮麻黄，减二升，去白沫，内诸药，煮取三升，去滓，温服一升。本云：黄耳杯。

　　163.太阳病，外证未除，而数下之，遂**协**热而利，**利下**不止，心下痞**硬**，表里不解者，桂枝人参汤主之。［方二十五］。（173）

　　桂枝四两，**别切**　甘草四两，炙　白术三两　人参三两　干姜三两

　　上五味，以水九升，**先**煮四味，取五升，内桂，更煮，取三升，去滓，温服一升。日再，夜一服。

　　164.伤寒大下后，复发汗，心下痞，恶寒者，表未解也，不可攻痞，当先解表，**表**解乃可攻痞。解表宜桂枝汤，攻痞宜大黄黄连泻心汤。［方二十六］（泻心汤用前第十七方）。（175）

　　165.伤寒发热，汗出不解，心**中**痞**硬**，呕吐**而**下利者，大柴胡汤主之。［方二十七］（用前第四方）。（176）

　　166.病如桂枝证，头不痛，项不强，寸脉微浮，胸中痞**硬**，气上冲**喉咽**，不得息者，此为胸有寒也，当吐之，宜瓜蒂散。［方二十八］。（177）

　　瓜蒂一分，熬黄　赤小豆一分

　　上二味，各别捣筛为散已，合治之，取一钱匕，以香豉一合，用热汤七合，煮作稀糜，去滓，取汁和散，温顿服之。不吐者，少少加，得快吐乃止。诸亡血虚家，不可与瓜蒂散。

　　167.病胁下素有痞，连在脐**旁**，痛引少腹，入阴筋者，此**名**脏结，死。［方二十九］。（178）

　　168.伤寒，若吐、若下后，七八日不解，热结在里，表里俱热，

173. 太阳病，外证未除，而数下之，遂**挟**热而利不止，心下痞**坚**，表里不解者，桂枝人参汤主之。（163）

桂枝人参汤方［第十四］

桂枝　甘草炙。各四两　　人参　白术　干姜各三两

上五味，以水九升，煮四味，取五升，**去滓**，内桂，更煮，取三升，去滓，温服一升。日再，夜一服。

174. **大**下**之**后，不可更行桂枝汤。若汗出而喘，无大热者，可与麻黄杏子甘草石膏汤。（162）

175. 伤寒大下后，复发**其**汗，心下痞，恶寒者，表未解也，不可攻痞，当先解表，解乃可攻痞。解表宜桂枝汤，攻痞宜大黄黄连泻心汤。（164）

176. 伤寒发热，汗出不解，心**下**痞**坚**，呕吐下利者，大柴胡汤主之。（165）

177. 病如桂枝证，头不痛，项不强，寸脉微浮，胸中痞**坚**，气上冲**咽喉**，不得息者，此为胸有寒也，当吐之，宜瓜蒂散。（166）

瓜蒂散方［第六十五］

瓜蒂熬黄　赤小豆各六铢

上二味，各别捣筛为散，合治之，取一钱匕，以香豉一合，用热汤七合，煮作稀糜，去滓，取汁和散，温顿服之。不吐者，少少加，得快吐乃止。诸亡血虚家，不可与瓜蒂散。

178. 病**者若**胁下素有痞，连在脐**傍**，痛引少腹，入**阴侠**阴筋者，此**为**脏结，死。（167）

179. 伤寒，若吐、若下后，七八日不解，热结在里，表里俱热，

时时恶风，大渴，舌上干燥而烦，欲饮水数升者，白虎加人参汤主之。［方三十］。（179）

知母六两　石膏一斤，碎　甘草二两，炙　人参二两　粳米六合

上五味，以水一斗，煮米熟汤成，去滓，温服一升，日三服。此方立夏后、立秋前乃可服，立秋后不可服。正月、二月、三月尚凛冷，亦不可与服之，与之则呕、利而腹痛。诸亡血虚家，亦不可与，得之则腹痛、利者，但可温之，当愈。

169.伤寒无大热，口燥渴，**心**烦，背微恶寒者，白虎加人参汤主之。［方三十一］（用前方）。（185）

170.伤寒脉浮，发热无汗，其表不解，不可与白虎汤。渴欲饮水，无表证者，白虎**加人参**汤主之。［方三十二］（用前方）。（180）

171.太阳少阳并病，心下**硬**，**颈**项强而眩**者**，当刺大椎、肺俞、肝俞，慎勿下之。［三十三］。（184）

172.太阳与少阳合病，自下利者，与黄芩汤；若呕者，黄芩加半夏生姜汤主之。［方三十四］。（186）

黄芩汤方

黄芩三两　芍药二两　甘草二两，炙　大枣十二枚，擘

上四味，以水一斗，煮取三升，去滓，温服一升，日再，夜一服。

时时恶风，大渴，舌上干燥而烦，欲饮水数升者，白虎加人参汤主之。
（168）

180. 伤寒脉浮，发热无汗，其表不解**者**，不可与白虎汤。渴欲饮水，无表证者，白虎汤主之。（170）

181. 凡用白虎汤，立夏后至立秋前得用之，立秋后不可服也。（宋本《伤寒论》无此条，而 168 条的煎服法中有近似语。）

182. 春三月，病常苦里冷，白虎汤亦不可与，与之则呕、利而腹痛。（宋本《伤寒论》无此条，而 168 条的煎服法中有近似语。）

183. 诸亡血虚家，亦不可与白虎汤，得之腹痛而利者，急当温之。（宋本《伤寒论》无此条，而 168 条的煎服法中有近似语。）

184. 太阳**与**少阳并病，心下**痞坚**，**头**项强而眩，当刺大椎**第一间**、肺俞、肝俞，慎勿下之。（171）

185. 伤寒无大热，口燥渴**而**烦，**其**背微恶寒者，白虎加人参汤主之。（169）

186. 太阳与少阳合病，自下利者，与黄芩汤；若呕者，黄芩加半夏生姜汤主之。（172）

黄芩汤方［第一百］

芍药二两　黄芩　甘草二两, 炙　大枣十二枚

上四味，以水一斗，煮取三升，去滓，温服一升，日再**服**，夜一服。

黄芩加半夏生姜汤方

黄芩三两　苇药二两　甘草二两，炙　大枣十二枚，擘　半夏半升，洗　生姜一两半；一方：三两，切。

上六味，以水一斗，煮取三升，去滓，温服一升，日再，夜一服。

173. 伤寒，胸中有热，胃中有邪气，腹中痛，欲呕吐**者**，黄连汤主之。[方三十五]。（187）

黄连三两　甘草三两，炙　干姜三两　桂枝三两，去皮　人参二两　半夏半升，洗　大枣十二枚，擘

上七味，以水一斗，煮取六升，去滓，**温服，昼**三夜二。（疑非仲景方。）

174. 伤寒八九日，风湿相**抟**，身体疼烦，不能自转侧，不呕不渴，脉浮虚而涩者，桂枝附子汤主之。若其人大便**硬**（一云：脐下、心下硬），小便自利**者**，**去桂加白术**汤主之。[方三十六]。（188）

桂枝附子汤方

桂枝四两，去皮　附子三枚，炮，去皮，破　生姜二两，切　大枣十二枚，擘　甘草二两，炙

上五味，以水六升，煮取二升，去滓，分温三服。

去桂加白术汤方

附子三枚，炮，去皮，破　白术四两　生姜三两，切　甘草二两，炙　大枣十二枚，擘

上五味，以水六升，煮取二升，去滓，分温三服。初一服，其人身如痹，半日许**复**服之，三服都尽，其人如冒状，勿怪，此以附子、术并走皮内，逐水气未得除，故使之耳，法当加桂四两。此本一方二法：以大便硬，小便自利，**去桂也**；以大便不硬，小便不利，当加桂。附子三枚恐多也，虚弱家及产妇，宜减服之。

【按】《金匮玉函经》中本方未载"黄芩"剂量。

黄芩加半夏生姜汤方［第一百一］

黄芩三两　芍药　甘草炙。各二两　大枣十二枚　半夏半升　生姜一两半

上六味，以水一斗，煮取三升，去滓，温服一升，日再**服**，夜一服。

187. 伤寒，胸中有热，胃中有邪气，腹中痛，欲呕吐，黄连汤主之。（173）

黄连汤方［第八十六］

黄连二两　甘草炙，一两　干姜一两　桂枝二两　人参二两　半夏五合　大枣十二枚

上七味，以水一斗，煮取六升，去滓，**分五服**，**日三服**，夜二**服**。

188. 伤寒八九日，风湿相**搏**，身体疼烦，不能自转侧，不呕不渴，脉浮虚而涩者，桂枝附子汤主之。若其人大便**坚**，小便自利，**术附子汤主**之。（174）

桂枝附子汤方［第六十八］

桂枝四两　附子三枚，炮　甘草二两，炙　大枣十五枚　生姜三两

上五味，以水六升，煮取二升，去滓，分温三服。

术附汤方［第六十九］

白术四两　附子三枚，炮　甘草三两，炙　生姜二两　大枣十五枚

上五味，以水六升，煮取二升，去滓，分温三服。一服**觉**身痹半日许，**再服**如冒状，勿怪**也**，**即是**附子**与**术并走皮**中**，逐水气未得除，故使之耳，法当加桂四两；**其人**大便**坚**，小便自利，**故不加**桂也。

175.风湿相抟，骨节疼烦，掣痛不得屈伸，近之则痛剧，汗出短气，小便不利，恶风不欲去衣，或身微肿者，甘草附子汤主之。[方三十七]。（189）

甘草二两,炙　附子二枚,炮,去皮,破　白术二两　桂枝四两,去皮

上四味，以水六升，煮取三升，去滓，温服一升，日三服。初服得微汗则解。能食，汗止复烦者，将服五合；恐一升多者，宜服六七合为始。

176.伤寒脉浮滑，此以表有热，里有寒，白虎汤主之。[方三十八]。（190）

知母六两　石膏一斤,碎　甘草二两,炙　粳米六合

上四味，以水一斗，煮米熟汤成，去滓，温服一升，日三服。

臣亿等谨按：前篇云：热结在里，表里俱热者，白虎汤主之。又云：其表不解，不可与白虎汤。此云脉浮滑，表有热，里有寒者，必表、里字差矣。又阳明一证云：脉浮迟，表热里寒，四逆汤主之。又少阴一证云：里寒外热，通脉四逆汤主之。以此表、里自差，明矣。《千金翼》云：白通汤。非也。

177.伤寒脉结代，心动悸，炙甘草汤主之。[方三十九]。（191）

甘草四两,炙　生姜三两,切　人参二两　生地黄一斤　桂枝三两,去皮　阿胶二两　麦门冬半升,去心　麻仁半升　大枣三十枚,擘

上九味，以清酒七升，水八升，先煮八味，取三升，去滓，内胶烊消尽，温服一升，日三服。一名：复脉汤。

178.脉按之来缓，时一止复来者，名曰结。又脉来动而中止，更来小数，中有还者反动，名曰结，阴也。脉来动而中止，不能自还，因而复动者，名曰代，阴也，得此脉者，必难治。（《金匮玉函经》无此条）

189. 风湿相**搏，骨节烦疼**，掣痛不得屈伸，近之则痛剧，汗出短气，小便不利，恶风不欲去衣，或身微肿，甘草附子汤主之。（175）

甘草附子汤方［第七十］

甘草三两, 炙　附子二枚, 炮　白术三两　桂枝四两

上四味，以水六升，煮取三升，去滓，温服一升，日三服。**汗出即解。**能食，汗止复烦者，服五合；恐一升多者，宜服六七合为始。

190. 伤寒脉浮滑，**而**表热里寒**者**，白**通**汤主之。（旧云"白通汤"，一云"白虎"者，恐非。"旧云"以下，出叔和。）（176）

白虎汤方［第六十六］

石膏一斤, 碎　知母六两　甘草二两　粳米六合

上四味，以水一斗，煮米熟汤成，去滓，温服一升，日三服。

191. 伤寒脉结代，心**中**惊悸，炙甘草汤主之。（177）

炙甘草汤方［第四十三］：

甘草四两, 炙　生姜三两　人参二两　生地黄一斤　桂枝三两　阿胶　麦门冬半升, 去心　麻**子仁**半升　大枣三十枚

上九味，酒七升，水八升，煮取三升，去滓，内胶烊尽，温服一升，日三服。

【按】《金匮玉函经》中本方未载"阿胶"剂量。

（三）阳明病篇

宋本《伤寒论》	《金匮玉函经》
·辨阳明病脉证并治第八	·辨阳明病形证治第五

辨阳明病脉证并治第八

179.问曰：病有太阳阳明，有正阳阳明，有少阳阳明，何谓也？答曰：太阳阳明者，脾约（一云：络）是也。正阳阳明者，胃家实是也。**少阳**阳明者，发汗、利小便**已**，胃中燥、**烦**、**实**，大便难是也。（193）

180.阳明之为病，胃家实（一作：寒）是也。（192）

181.问曰：何缘得阳明病？答曰：太阳病，**若**发汗，若下，**若利小便**，**此**亡津液，胃中干燥，因转属阳明。不更衣，内实，大便难者，**此名**阳明也。（194）

182.问曰：阳明病，外证云何？答曰：身热，汗**自**出，不恶寒，反恶热也。（195）

183.问曰：病有得之一日，不发热而恶寒者，**何也**？答曰：虽**得**之一日，恶寒**将**自罢，即汗出**而**恶热也。（196）

184.问曰：恶寒何故自罢？答曰：阳明居中，**主土也**，万物所归，无所复传。始虽恶寒，二日自止，**此为**阳明病也。（197）

185.本太阳，初得病时，发其汗，汗先出不彻，因转属阳明也（198）。**伤寒**发热，无汗，呕，不能食，而反汗出濈濈然**者**，是转属阳明**也**。（199）

186.伤寒三日，阳明脉大。（10）

187.伤寒，脉浮而缓，手足自温**者**，是为系在太阴。太阴**者**，身当发黄，若小便自利者，不能发黄。至七八日，**大便硬者**，为阳明**病也**。（200）

辨阳明病形证治第五

192. 阳明之为病，胃家实是也。（180）

193. 问曰：病有太阳阳明，有正阳阳明，有**微**阳阳明，何谓也？答曰：太阳阳明者，脾约（一云：脾结）是也。正阳阳明者，胃家实是也。**微**阳阳明者，发**其**汗，**若**利**其**小便，胃中燥，大便难是也。（179）

194. 问曰：何缘得阳明病？答曰：太阳病，发**其**汗，若下**之**，亡**其**津液，胃中干燥，因转属阳明。不更衣，内实，大便难者，**为**阳明**病**也。（181）

195. 问曰：阳明病，外证云何？答曰：身热，汗出，**而**不恶寒，**但**反恶热也。（182）

196. 问曰：病有得之一日，不发热而恶寒者，**云何？**答曰：**然，**虽一日，恶寒自罢，即汗出、恶热也。（183）

197. 问曰：恶寒何故自罢？答曰：阳明居中，土也，万物所归，无所复传。始虽恶寒，二日自止，此为阳明病也。（184）

198. 本太阳，初得病时，发其汗，汗先出不彻，因转属阳明也。（185）

199. **病**发热，无汗，呕，不能食，而反汗出濈濈然，是**为**转属阳明。（185）

200. 伤寒，脉浮而缓，手足自温，是为系在太阴。太阴，身当发黄，若小便自利者，不能发黄。至七八日，便**坚**，为**属**阳明。（187）

188. 伤寒转系阳明者，其人濈然微汗出也。（201）

189. 阳明中风，口苦，咽干，腹满，微喘，发热，恶寒，脉浮而紧。若下之，则腹满，小便难也。（202）

190. 阳明病，**若能食**，**名中风**；不能食，**名中寒**。（203）

191. 阳明病，**若中寒者**，不能食，小便不利，手足濈然汗出，此欲作**固瘕**，必大便初**硬**后溏。所以然者，**以胃中冷**，水谷不别故也。（204）

192. 阳明病，初欲食，小便反不**利**，大便自调，其人骨节疼，翕翕如有热状，奄然发狂，濈然汗出而解**者**，此水不胜谷气，与汗共并，脉紧**则愈**。（205）

193. 阳明病，欲解时，从申**至戌上**。（206）

194. 阳明病，不能食，攻其热必哕。所以然者，胃中虚冷故也。**以其人本虚**，攻其热必哕。（207）

195. 阳明病，脉迟，食难用饱，饱**则微烦**，头眩，必小便难，此欲作谷**瘅**。虽下之，腹满如故。所以然者，脉迟故也。（208）

196. 阳明病，**法多汗**，反无汗，其身如虫行皮中状**者**，此以久虚故也。（209）

197. 阳明病，反无汗，而小便**利**，二三日，呕而咳，手足厥者，**必苦头痛**；若不**咳**，不呕，手足不厥者，头不痛（一云：冬阳明）。（210）

198. 阳明病，但头眩，不恶寒，故能食而咳，其人咽必痛；若不咳者，咽不痛（一云：冬阳明）。（211）

199. 阳明病，无汗，小便不利、心中懊恼者，**身必发黄**。（213）

200. 阳明病，被火，额上微汗出，**而小便不利者**，必发黄。（214）

201. 阳明病，脉浮而紧**者**，**必潮热**，发作有时；但浮者，必盗汗

201. 伤寒转系阳明者，其人濈濈然微汗出也。（188）

202. 阳明中风，口苦，咽干，腹满，微喘，发热，恶寒，脉浮而紧。若下之，则腹满，小便难也。（189）

203. 阳明病，能食，**为**中风；不能食，**为**中寒。（190）

204. 阳明病，中寒，不能食，**而**小便不利，手足濈然汗出，此欲作**坚**瘕，必大便初**坚**后溏。所以然者，胃中冷，水谷不别故也。（191）

205. 阳明病，初欲食，**食之**小便反不**数**，大便自调，其人骨节疼，翕翕如有热状，奄然发狂，濈然汗出而解，此**为**水不胜谷气，与汗共并，脉紧**即**愈。（192）

206. 阳明病，欲解时，从申尽戌。（193）

207. 阳明病，不能食，攻其热必哕。所以然者，胃中虚冷故也。其人本虚，**故**攻其热必哕。（194）

208. 阳明病，脉迟，食难用饱，饱**即**发烦，头眩，必小便难，此欲作谷**疸**。虽下之，腹满如故。所以然者，脉迟故也。（195）

209. 阳明病，**久久而坚者，阳明**当多汗，**而**反无汗，其身如虫行皮中**之**状，此以久虚故也。（196）

210. **各**阳明病，反无汗，而**但**小便，二三日，呕而咳，手足**若**厥者，**其人头必**痛；若不**呕**，不**咳**，手足不厥者，**其头**不痛。（197）

【按】本条及下条之"各"字，疑为"冬"字之误。

211. **各**阳明病，但头眩，不恶寒，故能食而咳，其人咽必痛；若不咳者，**其咽**不痛。（198）

212. 阳明病，脉浮而紧，**其热必潮**，发作有时：但浮者，必盗汗出。（201）

213. 阳明病，无汗，小便不利，心中懊侬者，必发黄。（199）

214. 阳明病，被火，额上微汗出，小便不利者，必发黄。（200）

出。（212）

202.阳明病，口燥，但欲漱水，不欲咽者，**此必衄**。（215）

203.阳明病，本自汗出，医**更重发汗**，病已**差**，**尚微烦**，不了了者，**此必大便硬故**也。以亡津液，胃中**干燥**，故令**大便硬**。当问其小便日几行，若本**小便**日三四行，今日再行，**故知**大便不久出；今为小便数少，**以津液当还入胃中，故知不久必大便也**。（216）

204.伤寒，呕多，虽有阳明证，不可攻之。（218）

205.阳明病，心下**硬满者**，不可攻之。攻之，**利遂不止者**，死；**利止者**，愈。（219）

206.阳明病，面合**色赤**，不可攻之。必发热，**色黄者**，小便不利也。（220）

207.阳明病，不吐，**不下**，**心烦者**，可与调胃承气汤。［方一］。（221）

甘草二两，炙 芒硝半斤 大黄四两，清酒洗

上三味，切，以水三升，煮二物至一升，去滓，内芒硝，更上微火，一二沸，温，顿服之，以调胃气。

208.阳明病，脉迟，虽汗出，不恶寒者，其身必重，短气，腹满而喘，有潮热者，**此外欲解**，可攻里也，手足濈然汗出**者**，**此大便已硬也**，大承气汤主之；若汗多，微发热，恶寒者，外未解**也**（一法：与桂枝汤），其热不潮，未可与承气汤；若腹大满、不通者，可与小承气汤，微和胃气，勿令至大**泄**下。**大承气汤**。［方二］。（222）

大黄四两，酒洗 厚朴半斤，炙，去皮 枳实五枚，炙 芒硝三合

上四味，以水一斗，先煮二**物**，取五升，去滓，内大黄，更煮，取二升，去滓，内芒硝，更上微火一**两**沸，分温再服。得下，余勿服。

215. 阳明病，口燥，但欲嗽水，不欲咽者，必衄。（202）

216. 阳明病，本自汗出，医复重发汗，病已瘥，**其人**微烦，不了了者，此大便**坚**也。以亡津液，胃中燥，故令**其坚**。当问其小便日几行，若本日三四行，今日再行**者，知必**大便不久出；今为小便数少，津液当还入胃中，故知**必当**大便也。（203）

217. 夫病阳多者热，下之则坚；汗出多，极发其汗，亦坚。（宋本《伤寒论》无此条）

218. 伤寒，呕多，虽有阳明证，不可攻之。（204）

219. 阳明病，心下**坚**满，不可攻之。攻之，**遂利**不止者，死；止者，愈。（205）

220. 阳明病，面合**赤色**，不可攻之。**攻之**，必发热，色黄，小便不利也。（206）

221. 阳明病，不吐下，**而**烦者，可与调胃承气汤。（207）

222. 阳明病，**其脉迟**，虽汗出，不恶寒者，其身必重，短气，腹满而喘，有潮热，**如此者，其外**为欲解，可攻**其里**也，手足濈然汗出，**此为已坚**，大承气汤主之；若汗**出多**，微发热，恶寒者，外**为**未解，其热不潮，未可与承气汤；若腹大满、不通者，可与小承气汤，微和**其胃气**，勿令至大下。（208）

大承气汤方［第七十五］

大黄四两，酒洗　厚朴半斤，炙，去皮　枳实五枚，炙　芒硝三合

上四味，以水一斗，先煮二味，取五升，去滓，内大黄，更煮，取二升，去滓，内芒硝，更上微火一二沸，分温再服。得下，余勿服。

小承气汤方

大黄_{四两} 厚朴_{二两，炙，去皮} 枳实_{三枚大者，炙}

上三味，以水四升，煮取一升二合，去滓，分温二服。初服**汤**，当更衣；不尔**者**，尽饮之；若更衣**者**，勿服之。

209.阳明病，潮热、大便微**硬**者，可与大承气汤；不硬者，**不可**与之。若不大便六七日，恐有燥屎，欲知之法，**少与小承气汤，汤入腹中，转失气者，此有燥屎也**，乃可攻之；若不转**失气**者，此但**初头硬，后必溏**，不可攻之，攻之必胀满，不能食也。欲饮水者，与水则哕。其后发热**者，必大便复硬**而少也，以小承气汤和之。不转**失气**者，慎不可攻也。**小承气汤**。［方三］（用前第二方）。（223）

210.夫实则谵语，虚则郑声。郑声者，重语也（224）。直视，谵语，喘满者，死；下利者，亦死。（225）

211.发汗多，**若重发汗者**，亡其阳，谵语，脉短者，死；脉自和者，不死。（226）

212.伤寒，**若吐、若下后**，不解，不大便五六日，上至十余日，日晡**所**发潮热，不恶寒，独语如见鬼状。若剧者，发则不识人，循衣**摸床，惕而**不安（一云：顺衣妄撮，怵惕不安），微喘，直视，脉弦者，生；涩者，死。微者，但发热、谵语者，大承气汤主之。若一服利，则止后服。［方四］（用前第二方）。（227）

213.阳明病，其人多汗，以津液外出，胃中燥，大便必硬，**硬则**谵语，小承气汤主之。**若一服谵语止者，更莫复服**。［方五］（用前第二方）。（228）

214.阳明病，谵语，发潮热，脉滑而疾者，小承气汤主之。因与承气汤一升，腹中转气者，**更服一升**；若不转气**者**，勿更与之。明日**又**不大便，脉反微涩者，里虚也，为难治，不可更与承气汤也。［方六］（用前第二方）。（229）

215.阳明病，谵语，有潮热，反不能食者，**胃中**必有燥屎五六

小承气汤方［第七十六］

大黄四两　厚朴二两，炙，去皮　枳实三枚大者，炙

上三味，以水四升，煮取一升二合，去滓，分温三服。初服，当更衣；不尔，尽饮之；若更衣，勿复服。

223.阳明病，潮热，大便微坚者，可与大承气汤；不坚者，勿与之。若不大便六七日，恐有燥屎，欲知之法，可与小承气汤，汤入腹中，转矢气者，为有燥屎，乃可攻之；若不转矢气者，此但头坚后溏，不可攻之，攻之必胀满，不能食也。欲饮水者，与水即哕。其后发潮热，必复坚而少也，以小承气汤和之。不转矢气者，慎不可攻也。（209）

224.夫实则谵语，虚则郑声。郑声者，重语是也。（210）

225.直视，谵语，喘满者，死；若下利者，亦死。（210）

226.发汗多，重发其汗，若已下，复发其汗，亡其阳，谵语，脉短者，死；脉自和者，不死。（211）

227.伤寒，吐、下后，不解，不大便五六日，上至十余日，日晡时发潮热，不恶寒，独语如见鬼状。若剧者，发则不识人，循衣撮空，怵惕不安，微喘，直视，脉弦者，生；涩者，死。微者，但发热、谵语者，大承气汤主之。若一服利，止后服。（212）

228.阳明病，其人多汗，以津液外出，胃中燥，大便必坚，坚则谵语，小承气汤主之。一服谵语止，莫复服。（213）

229.阳明病，谵语，发潮热，其脉滑而疾者，小承气汤主之。因与承气汤一升，腹中转矢气者，复与一升；若不转矢气，勿更与之。明日不大便，脉反微涩者，里虚也，为难治，不可更与承气汤也。（214）

230.阳明病，谵语，有潮热，而反不能食者，必有燥屎五六枚也；

枚也；若能食者，但硬耳，**宜大承气汤下**之。［方七］（用前第二方）。（230）

216.阳明病，下血、谵语者，此为热入血室。但头汗出者，刺期门，随其实而**写**之，濈然汗出则愈。（231）

217.汗（汗，一作：卧）出、谵语者，以有燥屎在胃中，此为风也，须下**者**，过经乃可下之。下之若早，语言必乱，以表虚里实故也。下之愈，宜大承气汤。［方八］（用前第二方，一云：大柴胡汤）。（232）

218.伤寒四五日，脉沉而喘满。沉为在里，而反发其汗，津液越出，大便为难，表虚里实，久则谵语。（233）

219.三阳合病，腹满，身重，难以转侧，口不仁，面垢（又作枯，一云：向经），谵语，遗**尿**。发汗则谵语；下之则额上生汗，手足**逆**冷。若自汗出者，白虎汤主之。［方九］。（234）

知母_{六两}　石膏_{一斤，碎}　甘草_{二两，炙}　粳米_{六合}

上四味，以水一斗，煮米熟汤成，去滓。温服一升，日三服。

220.二阳并病，太阳证罢，但发潮热，手足染染汗出，大便难而谵语者，下之**则愈**，宜大承气汤。［方十］（用前第二方）。（235）

221.阳明病，脉浮**而紧**，咽**燥**口苦，腹满而喘，发热汗出，不恶寒，反恶热，身重。**若发汗则躁**，心愦愦（公对切），反谵语；**若**加温针，必怵惕烦躁，不得眠；**若**下之，**则**胃中空虚，客气动膈，心中懊恢，舌上胎者，栀子豉汤主之。［方十一］。（236）

肥栀子_{十四枚，擘}　香豉_{四合，绵裹}

上二味，以水四升，煮栀子，取二升半，去滓，内豉，更煮取一升半，去滓，分二服。温进一服，得快吐者，止后服。

222.若渴欲饮水，口干舌燥者，白虎**加人参**汤主之。［方十二］。（236）

知母_{六两}　石膏_{一斤，碎}　甘草_{二两，炙}　粳米_{六合}　人参_{三两}

上五味，以水一斗，煮米熟汤成，去滓，温服一升，日三服。

若能食者，但**坚**耳，大承气汤**主**之。（215）

231. 阳明病，下血、谵语者，此为热入血室。但头汗出者，**当**刺期门，随其实而**泻**之，濈然汗出则愈。（216）

232. 汗出、谵语者，以有燥屎在胃中，此为风也，须下**之**，过经乃可下之。下之若早，语言必乱，以表虚里实故也。下之**则**愈，宜大承气汤。（217）

233. 伤寒四五日，脉沉而喘满。沉为在里，而反发其汗，津液越出，大便为难，表虚里实，久则谵语。（218）

234. 三阳合病，腹满，身重，难以转侧，口不仁**而**面垢，谵语，遗**溺**。发汗则谵语**甚**；下之则额上生汗，手足**厥**冷。若自汗出者，白虎汤主之。（219）

235. 二阳并病，太阳证罢，但发潮热，手足漐漐汗出，大便难而谵语者，下之**即**愈，宜大承气汤。（220）

236. 阳明病，**其**脉浮紧，咽干口苦，腹满而喘，发热汗出，不恶寒，反恶热，身重。发**其**汗**即**躁，心愦愦，反谵语；加温针，必怵惕烦躁，不得眠；下之，**即**胃中空虚，客气动膈，心中懊侬，舌上胎者，栀子豉汤主之（221）。若渴欲饮水，口干舌燥者，白虎汤主之（222）。若脉浮发热，渴欲饮水，小便不利者，猪苓汤主之。（223）

223. 若脉浮发热，渴欲饮水，小便不利者，猪苓汤主之。［方十三］。（236）

猪苓_{去皮} 茯苓 泽泻 阿胶 滑石_{碎。各一两}

上五味，以水四升，先煮四味，取二升，去滓，内**阿胶**烊消，温服七合，日三服。

224. 阳明病，汗出多而渴者，不可与猪苓汤。以汗多，胃中燥，猪苓汤复利其小便故也。（237）

225. 脉浮而迟，表热里寒，下利清谷者，四逆汤主之。［方十四］。（238）

甘草_{二两，炙} 干姜_{一两半} 附子_{一枚，生用，去皮，破八片}

上三味，以水三升，煮取一升二合，去滓，分温二服。强人可大附子一枚，干姜三两。

226. 若胃中虚冷，不能食**者**，饮水则哕。（239）

227. 脉浮发热，口干鼻燥，能食者则衄。（240）

228. 阳明病下之，其外有热，手足温，不结胸，心中懊憹，饥不能食，但头汗出**者**，栀子豉汤主之。［方十五］（用前第十一方）。（241）

229. 阳明病，发潮热，大便溏，小便自可，胸胁满不去者，**与小**柴胡汤。［方十六］。（242）

柴胡_{半斤} 黄芩_{三两} 人参_{三两} 半夏_{半升，洗} 甘草_{三两，炙} 生姜_{三两，切} 大枣_{十二枚，擘}

上七味，以水一斗二升，煮取六升，去滓，再煎，取三升，温服一升，日三服。

230. 阳明病，胁下**硬**满，不大便而呕，舌上白胎者，可与小柴胡汤。上焦得通，津液得下，胃气因和，身濈然汗出而解。［方十七］（用上方）。（243）

231. 阳明中风，脉弦浮大，而短气，腹都满，胁下及心痛，久按之，气不通，鼻干，不得汗，嗜卧，一身及目悉黄，小便难，有潮热，

猪苓汤方［第七十四］

猪苓　茯苓　阿胶　泽泻　滑石碎。各一两

上五味，以水四升，先煮四味，取二升，去滓，内胶消**尽**，温服七合，日三服。

237. 阳明病，汗出多而渴者，不可与猪苓汤。以汗多，胃中燥，猪苓汤复利其小便故也。（224）

238. 脉浮而迟，表热里寒，下利清谷者，四逆汤主之。（225）

239. 若胃中虚冷，**其人**不能食，饮水**即**哕。（226）

240. 脉浮发热，口干鼻燥，能食者**即**衄。（227）

241. 阳明病下之，其外有热，手足温，不结胸，心中懊恼，饥不能食，但头汗出，栀子豉汤主之。（228）

242. 阳明病，发潮热，大便溏，小便自可，**而**胸胁满不去者，小柴胡汤**主之**。（229）

243. 阳明病，胁下**坚**满，不大便而呕，舌上白胎者，可与小柴胡汤。上焦得通，津液得下，胃气因和，身濈然汗出而解。（230）

244. 阳明中风，脉弦浮大，而短气，腹都满，胁下及心痛，久按之，气不通，鼻干，不得汗，**其人**嗜卧，一身及**面**目悉黄，小便难，

时时哕，耳前后肿，刺之小差，外不解，病过十日，脉续浮者，与小柴胡汤。[方十八]（用上方）。（244）

232.脉但浮，无余证者，与麻黄汤。**若不尿，腹满加哕者，不治。麻黄汤**。[方十九]。（244）

麻黄_{三两，去节} 桂枝_{二两，去皮} 甘草_{一两，炙} 杏仁_{七十个，去皮尖}

上四味，以水九升，煮麻黄，减二升，去白沫，内诸药，煮取二升半，去滓，温服八合，覆取微似汗。

233.阳明病，自汗出，若发汗，小便自利者，此为津液内竭，虽**硬不可攻之**。当须自欲大便，宜蜜煎导而通之；若土瓜根**及大猪胆汁**，皆可为导。[方二十]。（245）

蜜煎方

食蜜_{七合}

上一味，于铜器内，微火煎，**当须凝**如饴**状，搅**之勿令焦**著，欲**可丸，**并手捻作挺，令头锐，大**如指，长二寸许。当**热时急作，冷则硬。以**内谷道中，以手急抱，欲大便时乃去之。（疑非仲景意，已试甚良。）

又大猪胆一枚，泻汁，和**少许法醋**，以灌谷道**内**，如一食顷，当大便出宿食恶物，**甚效**。

234.阳明病，脉迟，汗出多，微恶寒者，表未解也，可发汗，宜桂枝汤。[方二十一]。（246）

桂枝_{三两，去皮} 芍药_{三两} 生姜_{三两} 甘草_{二两，炙} 大枣_{十二枚，擘}

上五味，以水七升，煮取三升，去滓，温服一升。须臾，歠热稀粥一升，以助药力取汗。

235.阳明病，脉浮，无汗，**而喘者**，发汗则愈，宜麻黄汤。[方二十二]（用前第十九方）。（247）

236.阳明病，发热汗出**者**，此为热越，不能发黄也。但头汗出，身无汗，**剂**颈而还，小便不利，渴引水浆者，此为瘀热在里，身必发有潮热，时时哕，耳前后肿，刺之小差，**其**外不解，病过十日，脉续浮者，与小柴胡汤（231）。但浮，无余证者，与麻黄汤。不**溺**，腹满加**喘**者，不治。（232）

245.阳明病，自汗出，若发**其**汗，小便自利，此为津液内竭，虽**坚**不可攻之。当须自欲大便，宜蜜煎导而通之；若土瓜根、猪胆汁，皆可为导。（233）

蜜煎**导**方［第八十］

蜜七合

上一味，**内**铜器**中**，微火煎如饴，勿令焦，**俟**可丸，捻作挺，如指**许**，长二寸。当热作，**令头锐**，内谷道中，以手急抱，欲大便时乃去之。

又大猪胆一枚，泻汁，和醋**少许**，以灌谷道**中**，如一食顷，当大便出宿食恶物。

246.阳明病，**其脉迟**，汗出多，**而**微恶寒者，表**为**未解也，可发**其**汗，宜桂枝汤。（234）

247.阳明病，脉浮，无汗，**其人必**喘，发**其**汗**即**愈，宜麻黄汤**主之**。（235）

248.阳明病，发热**而**汗出，此为热越，不能发黄也。但头汗出，身无汗，**齐**颈而还，小便不利，渴引水浆，此为瘀热在里，身必发黄，

黄，茵陈蒿汤主之。[方二十三]。（248）

茵陈蒿六两　栀子十四枚，擘　大黄二两，去皮

上三味，以水一斗二升，先煮茵陈，减六升，内二味，煮取三升，去滓，分三服。小便当利，尿如皂荚汁状，色正赤，一宿腹减，黄从小便去也。

237.阳明证，其人喜忘者，必有畜血。所以然者，本有久瘀血，故令喜忘。屎虽硬，大便反易，其色必黑者，宜抵当汤下之。[方二十四]。（249）

水蛭熬　虻虫去翅足，熬。各三十个　大黄三两，酒洗　桃仁二十个，去皮尖及两人者

上四味，以水五升，煮取三升，去滓，温服一升，不下更服。

238.阳明病下之，心中懊恼而烦，胃中有燥屎者，可攻。腹微满，初头硬，后必溏，不可攻之。若有燥屎者，宜大承气汤。[方二十五]（用前第二方）。（250）

239.病人不大便五六日，绕脐痛，烦躁，发作有时者，此有燥屎，故使不大便也。（251）

240.病人烦热，汗出则解，又如疟状，日晡所发热者，属阳明也。脉实者，宜下之；脉浮虚者，宜发汗。下之与大承气汤，发汗宜桂枝汤。[方二十六]（大承气汤用前第二方，桂枝汤用前第二十一方）。（252）

241.大下后，六七日不大便，烦不解，腹满痛者，此有燥屎也。所以然者，本有宿食故也。宜大承气汤。[方二十七]（用前第二方）。（253）

242.病人小便不利，大便乍难乍易，时有微热，喘冒（一作：息），不能卧者，有燥屎也，宜大承气汤。[方二十八]（用前第二方）。（254）

243.食谷欲呕，属阳明也，吴茱萸汤主之。得汤反剧者，属上焦

茵陈汤主之。（236）

茵陈蒿汤方［第八十四］

【按语】原书“卷第八”脱漏此方，但目录列有方名。

249.阳明证，其人喜忘者，必有畜血。所以然者，本有久瘀血，故令喜忘。屎虽**坚**，大便反易，其色必黑，抵当汤**主**之。（237）

250.阳明病下之，心中懊憹而烦，胃中有燥屎者，可攻。**其人腹微满**，头**坚**后溏**者**，不可攻之。若有燥屎者，宜大承气汤。（238）

251.**病者五六日不大便**，绕脐痛，**躁烦**，发作有时，此**为**有燥屎，故使不大便也。（239）

252.病人烦热，汗出**即解**，**复如**疟状，日晡所发热者，属阳明也。脉实者，**当**下之；脉浮虚者，**当**发汗。下之**宜**大承气汤，发汗宜桂枝汤。（240）

253.大下后，六七日不大便，烦不解，腹满痛者，此有燥屎。所以然者，本有宿食故也。大承气汤**主**之。（241）

254.病人小便不利，大便乍难乍易，时有微热，喘冒，不能卧者，有燥屎**故**也，大承气汤**主**之。（242）

255.食谷欲呕**者**，属阳明，吴茱萸汤主之。得汤反剧者，属上

也。**吴茱萸汤**。［方二十九］。（255）

吴茱萸一升，洗　人参三两　生姜六两，切　大枣十二枚，擘

上四味，以水七升，煮取二升，去滓，温服七合，日三服。

244.太阳病，寸缓，关浮，尺弱，其人发热汗出，复恶寒，不呕，但心下痞者，此以医下之也。**如其不下者，病人不恶寒而渴者，此转属阳明也**。小便数者，大便**必硬**，不更衣十日，无所苦也。渴欲饮水，少少与之，但以法救之。渴者，宜五苓散。［方三十］。（256）

猪苓去皮　白术　茯苓各十八铢　泽泻一两六铢　桂枝半两，去皮

上五味，为散，白饮和服方寸匕，日三服。

245.脉阳微而汗出少者，为自和（一作：如）也；汗出多者，为太过。阳脉实，因发其汗，出多者，亦为太过。太过者，**为阳绝于里**，亡津液，大便因**硬也**。（257）

246.脉浮而芤，浮为阳，芤为阴，浮芤相**抟**，胃气生热，其阳则绝。（258）

247.趺阳脉浮而涩，浮则胃气强，涩则小便数，浮涩相**抟**，大便则**硬**，其脾为约，麻子仁丸主之。［方三十一］。（259）

麻子仁二升　芍药半斤　枳实半斤，炙　大黄一斤，去皮　厚朴一尺，炙，去皮
杏仁一升，去皮尖，熬，别作脂

上六味，蜜和丸，**如梧**桐子大，饮服十丸，日三服，渐加，以**知**为度。

248.太阳病三日，发汗不解，蒸蒸发热者，属胃也，调胃承气汤主之。［方三十二］（用前第一方）。（260）

249.伤寒吐后，腹胀满者，与调胃承气汤。［方三十三］（用前第一方）。（261）

250.太阳病，**若吐、若下、若**发汗后，微烦，小便数，大便**因硬**

焦。（243）

吴茱萸汤方［第八十八］

吴茱萸一升,洗　人参三两　生姜六两　大枣十二枚

上四味，以水七升，煮取二升，去滓，温服七合，日三服。

256.太阳病，寸缓，关小浮，尺弱，其人发热汗出，复恶寒，不呕，但心下痞者，此以医下之也。若不下，其人复不恶寒而渴者，为转属阳明。小便数者，大便即坚，不更衣十日，无所苦也。渴欲饮水者，少少与之，但以法救之。渴者，宜五苓散。（244）

257.脉阳微而汗出少者，为自和；汗出多者，为太过。阳脉实，因发其汗，出多者，亦为太过。太过者，阳绝于内，亡津液，大便因坚。（245）

258.脉浮而芤，浮则为阳，芤则为阴，浮芤相搏，胃气生热，其阳则绝。（246）

259.趺阳脉浮而涩，浮则胃气强，涩则小便数，浮涩相搏，大便则坚，其脾为约，麻子仁丸主之。（247）

麻子仁丸方［第八十一］

麻子仁二升　芍药半斤　大黄一斤　厚朴一斤,炙　枳实半斤,炙　杏仁一斤

上六味，为末，炼蜜为丸，桐子大，饮服十丸，日三服，渐加，以和为度。

260.太阳病三日，发其汗不解，蒸蒸然发热者，属胃也，调胃承气汤主之。（248）

261.伤寒吐后，腹胀满者，与调胃承气汤。（249）

262.太阳病，吐、下、发汗后，微烦，小便数，大便坚，可与小

者，与小承气汤和之愈。[方三十四]（用前第二方）。（262）

251. 得病二三日，脉弱，无太阳、柴胡证，烦躁，心下硬。至四五日，虽能食，以小承气汤少少与，微和之，令小安。至六日，与承气汤一升。若不大便六七日，小便少者，虽不受食（一云：不大便），但初头硬，后必溏，未定成硬，攻之必溏；须小便利，屎定硬，乃可攻之，宜大承气汤。[方三十五]（用前第二方）。（263）

252. 伤寒六七日，目中不了了，睛不和，无表里证，大便难，身微热者，此为实也。急下之，宜大承气汤。[方三十六]（用前第二方）。（264）

253. 阳明病，发热汗多者，急下之，宜大承气汤。[方三十七]（用前第二方，一云：大柴胡汤）。（265）

254. 发汗不解，腹满痛者，急下之，宜大承气汤。[方三十八]（用前第二方）。（266）

255. 腹满不减，减不足言，当下之，宜大承气汤。[方三十九]（用前第二方）。（267）

256. 阳明、少阳合病，必下利。其脉不负者，为顺也；负者，失也。互相克贼，名为负也。脉滑而数者，有宿食也，当下之，宜大承气汤。[方四十]（用前第二方）。（269）

257. 病人无表里证，发热七八日，虽脉浮数者，可下之。假令已下，脉数不解，合热则消谷喜饥，至六七日，不大便者，有瘀血，宜抵当汤。[方四十一]（用前第二十四方）。（270）

258. 若脉数不解，而下不止，必协热便脓血也。（270）

259. 伤寒，发汗已，身目为黄。所以然者，以寒湿（一作：温）在里不解故也。以为不可下也，于寒湿中求之。（274）

260. 伤寒七八日，身黄如橘子色，小便不利，腹微满者，茵陈蒿

承气汤和之愈。（250）

263.得病二三日，脉弱，无太阳、柴胡证，烦躁，心下坚。至四五日，虽能食，以小承气汤少少与，微和之，令小安。至六日，与承气汤一升。若不大便六七日，小便少者，虽不能食，但头坚后溏，未定成坚，攻之必溏；须小便利，屎定坚，乃可攻之，宜大承气汤。（251）

264.伤寒六七日，目中不了了，睛不和，无表里证，大便难，身微热者，此为实。急下之，宜大承气汤。（252）

265.阳明病，发热汗多者，急下之，宜大承气汤。（253）

266.发汗不解，腹满痛者，急下之，宜大承气汤。（254）

267.腹满不减，减不足言，当下之，宜大承气汤。（255）

268.伤寒腹满，按之不痛者，为虚；痛者，为实，当下之。舌黄未下者，下之黄自去。宜大承气汤。（宋本《伤寒论》无此条，而见于《金匮要略》）

269.阳明与少阳合病，必下利。其脉不负者，为顺；负者，为失。互相克贼，名为负。若滑而数者，有宿食也，当下之，宜大承气汤。（256）

270.病人无表里证，发热七八日，脉虽浮数者，可下之。假令下已，脉数不解，合热则消谷喜饥，至六七日，不大便者，有瘀血，宜抵当汤（257）。若脉数不解，而下不止，必挟热便脓血。（258）

271.伤寒七八日，身黄如橘子色，小便不利，少腹微满，茵陈蒿

汤主之。［方四十二］（用前第二十三方）。（271）

261. 伤寒，身黄发热，栀子蘗皮汤主之。［方四十三］。（272）

肥栀子十五个, 擘　甘草一两, 炙　黄蘗二两

上三味，以水四升，煮取一升半，去滓，分温再服。

262. 伤寒，瘀热在里，身必黄，麻黄连轺赤小豆汤主之。［方四十四］。（273）

麻黄二两, 去节　连轺二两, 连翘根是　杏仁四十个, 去皮尖　赤小豆一升　大枣十二枚, 擘　生梓白皮切, 一升　生姜二两, 切　甘草二两, 炙

上八味，以潦水一斗，先煮麻黄再沸，去上沫，内诸药，煮取三升，去滓，分温三服，半日服尽。

汤主之。（260）

272. 伤寒，身黄发热，栀子檗皮汤主之。（261）

栀子**黄檗**汤方［第五十一］：

栀子**十四枚，擘** 黄**檗二两+六铢** 甘草**一两，炙**

上三味，**吹咀**，以水四升，煮取一升半，去滓，分温再服。

【按】本方正文作"栀子檗皮汤"，而"卷第七"中方剂名为"栀子黄檗汤"，原书如此。

273. 伤寒，瘀热在里，身必**发**黄，**宜**麻黄连轺赤小豆汤主之。（262）

麻黄连轺赤小豆汤方［第二十五］

麻黄 连轺 生姜**各二两** 赤小豆**一升** 杏仁**三十枚，去皮尖** 甘草**一两，炙** 大枣**+二枚** 生梓白皮**一升**

上八味，以潦水一斗，先煮麻黄**一二沸**，去上沫，内诸药，煮取三升，去**渣**，温服**一升**。

274. 伤寒，发**其**汗已，身目为黄。所以然者，以寒湿**相搏**在里不解故也。以为**非瘀热而**不可下，**当于**寒湿中求之。（259）

（四）少阳病篇

宋本《伤寒论》
· 辨少阳病脉证并治第九

《金匮玉函经》
· 辨少阳病形证治第六

辨少阳病脉证并治第九

263. 少阳之为病，口苦，咽干，目眩也。（275）

264. 少阳中风，两耳无所闻，目赤，胸中满而烦者，不可吐、下，吐、下则悸而惊。（276）

265. 伤寒，脉弦细，头痛，发热者，属少阳。少阳不可发汗，发汗则谵语，此属胃，胃和则愈；胃不和，烦而悸（一云：躁）。（277）

266. 本太阳病不解，转入少阳者，胁下硬满，干呕，不能食，往来寒热，尚未吐、下，脉沉紧者，与小柴胡汤。［方一］。（278）

柴胡八两　人参三两　黄芩三两　甘草三两，炙　半夏半升，洗　生姜三两，切
大枣十二枚，擘

上七味，以水一斗二升，煮取六升，去滓，再煎，取三升，温服一升，日三服。

267. 若已吐、下、发汗、温针，谵语，柴胡汤证罢，此为坏病，知犯何逆，以法治之。（278）

268. 三阳合病，脉浮大，上关上，但欲眠睡，目合则汗。（279）

269. 伤寒，六七日，无大热，其人躁烦者，此为阳去入阴故也。（280）

270. 伤寒三日，三阳为尽，三阴当受邪。其人反能食而不呕，此为三阴不受邪也。（281）

271. 伤寒三日，少阳脉小者，欲已也。（11）

272. 少阳病，欲解时，从寅至辰上。（282）

辨少阳病形证治第六

275. 少阳之为病，口苦，咽干，目眩也。（263）

276. 少阳中风，两耳无闻，目赤，胸中满而烦，不可吐、下，吐、下**即**悸而惊。（264）

277. 伤寒，脉弦细，头痛，发热者，属少阳。少阳不可发汗，发汗则谵语，此属胃，胃和**即**愈；胃不和，**则**烦而悸。（265）

278. 太阳病不解，转入少阳者，胁下**坚**满，干呕，不能食**饮**，往来寒热，尚未吐、下，**其**脉沉紧，与小柴胡汤（266）。若已吐、下、发汗、温针，谵语，柴胡证罢，此为坏病，知犯何逆，以法治之。（267）

279. 三阳合病，脉浮大，上关上，但欲**寐**，目合则汗。（268）

280. 伤寒，六七日，无大热，其人躁烦，此为阳去入阴也。（269）

281. 伤寒三日，三阳为尽，三阴当受邪。其人反能食而不呕，此为三阴不受邪也。（270）

282. 少阳病，欲解时，从寅**尽**辰。（272）

（五）太阴病篇

宋本《伤寒论》	《金匮玉函经》
·辨太阴病脉证并治第十	·辨太阴病形证治第七

辨太阴病脉证并治第十

273. 太阴之为病，腹满而吐，食不下，自利益甚，时腹自痛。若下之，必胸下**结硬**。（283）

274. 太阴中风，四肢烦疼，阳微阴涩而长者，为欲愈。（285）

275. 太阴病，欲解时，从亥**至丑上**。（286）

276. 太阴病，脉浮者，可发汗，宜桂枝汤。［方一］。（284）

桂枝三两, 去皮　芍药三两　甘草二两, 炙　生姜三两, 切　大枣十二枚, 擘

上五味，以水七升，煮取三升，去滓，温服一升。须臾，**歠**热稀粥一升，以助药力，温覆，取汗。

277. 自利，不渴者，属太阴，以其脏有寒故也。当温之，宜服四逆辈。［方二］。（287）

278. 伤寒，脉浮而缓，手足自温者，系在太阴。太阴当发身黄，若小便自利者，不能发黄。至七八日，虽暴烦，下利，日十余行，必自止，**以脾家实**，腐秽当去**故**也。（288）

279. 本太阳病，医反下之，因尔腹满时痛者，属太阴也，桂枝加芍药汤主之。大实痛者，桂枝加大黄汤主之。［方三］。（289）

桂枝加芍药汤方

桂枝三两, 去皮　芍药六两　甘草二两, 炙　大枣十二枚, 擘　生姜三两, 切

上五味，以水七升，煮取三升，去滓，温**分三服**。本云：桂枝汤，今加芍药。

桂枝加大黄汤方

桂枝三两, 去皮　大黄二两　芍药六两　生姜三两, 切　甘草二两, 炙　大枣十二枚, 擘

辨太阴病形证治第七

283. 太阴之为病，腹满而吐，食不下，自利益甚，时腹自痛。若下之，必胸下**痞坚**。（273）

284. 太阴病，脉浮者，可发**其汗**，宜桂枝汤。（276）

285. 太阴中风，四肢烦疼，阳微阴涩而长者，为欲愈。（274）

286. 太阴病，欲解时，从亥**尽丑**。（275）

287. 自利，不渴者，属太阴，以其脏有寒故也。当温之，宜服四逆辈。（277）

288. 伤寒，脉浮而缓，手足自温者，系在太阴。太阴当发身黄，若小便自利者，不能发黄。至七八日，虽暴烦，下利，日十余行，必自止，**此**脾家实，腐秽当去也。（278）

289. 本太阳病，医反下之，因尔腹满时痛者，属太阴也，桂枝加芍药汤主之。大实痛者，桂枝加大黄汤主之。（279）

桂枝**倍**加芍药汤方 [第十二]

桂枝三两　芍药六两　生姜三两　甘草二两，炙　大枣十二枚

上五味，**㕮咀**，以水七升，煮取三升，去滓，**温服一升**。本方桂枝汤，今加用芍药。

桂枝加大黄汤方 [第十三]

桂枝三两　芍药六两　生姜三两　甘草二两，炙　大枣十二枚　大黄三两

上六味，以水七升，煮取三升，去滓，温服一升，日三服。

280. 太阴为病，脉弱，其人续自便利，设当行大黄、芍药者，宜减之，以其人胃气弱，易动故也（下利者，先煎芍药二沸）。（290）

上六味，**㕮咀**，以水七升，煮取三升，去滓，温服一升。

290. 太阴为病，脉弱，其人续自便利，设当行大黄、芍药者，宜减之，其人胃气弱，易动故也（下利，先煎芍药二沸）。（280）

（六）少阴病篇

宋本《伤寒论》	《金匮玉函经》
· 辨少阴病脉证并治第十一	· 辨少阴病形证治第八

辨少阴病脉证并治第十一

281. 少阴之为病，脉微细，但欲寐也。（291）

282. 少阴病，欲吐不吐，心烦，但欲寐，五六日，自利而渴者，属少阴也。虚，故引水自救。若小便色白者，少阴病形悉具。**小便白者，以下焦虚**，有寒，不能制水，故**令色**白也。（292）

283. 病人脉阴阳俱紧，反汗出**者**，亡阳**也**。此属少阴，法当咽痛，而复吐、利。（293）

284. 少阴病，咳而下利，谵语者，被火气劫故也，小便必难，**以强责少阴汗也**。（294）

285. 少阴病，脉细沉数，病为在里，不可发汗。（295）

286. 少阴病，脉微，不可发汗，亡阳故也。阳已虚，尺**脉弱涩者**，复不可下之。（296）

287. 少阴病，脉紧，至七八日，自下利，脉暴微，手足反温，脉紧**反去者**，为欲解**也**，虽烦，下利，必自愈。（297）

288. 少阴病，下利，若利自止，恶寒而蜷**卧**，手足温者，可治。（298）

289. 少阴病，恶寒而蜷，时自烦，欲去衣被者，可治。（299）

290. 少阴中风，脉阳微阴浮**者**，为欲愈。（300）

291. 少阴病，欲解时，从子**至寅上**。（301）

292. 少阴病，吐，利，手足不逆冷，反发热者，不死。脉不至者（至，一作：足），灸少阴七壮。（303）

293. 少阴病，八九日，一身、手、足尽热者，以热在膀胱，必便血也。（302）

辨少阴病形证治第八

291. 少阴之为病，脉微细，但欲寐。（281）

292. 少阴病，欲吐不吐，心烦，但欲寐，五六日，自利而渴者，属少阴也。虚，故引水自救。若**其人**小便色白者，**为**少阴病形悉具。**所以然**者，以下焦虚，有寒，不能制水，故白也。（282）

293. 病人脉阴阳俱紧，**而**反汗出，**为**亡阳。此属少阴，法当咽痛，而复吐、利。（283）

294. 少阴病，咳而下利，谵语者，被火气劫故也，小便必难，**为**强责少阴汗也。（284）

295. 少阴病，脉细沉数，病为在里，不可发**其**汗。（285）

296. 少阴病，脉微，不可发汗，亡阳故也。阳已虚，尺**中**弱涩者，复不可下之。（286）

297. 少阴病，脉紧，至七八日，自下利，**其**脉暴微，手足反温，脉紧去，**此**为欲解。虽烦，下利，必自愈。（287）

298. 少阴病，下利，若利自止，恶寒而蜷，手足温者，可治。（288）

299. 少阴病，恶寒而蜷，时自烦，欲去衣被者，可治。（289）

300. 少阴中风，脉阳微阴浮，为欲愈。（290）

301. 少阴病，欲解时，从子**尽**寅。（291）

302. 少阴病，八九日，一身、手、足尽热者，以热在膀胱，必便血也。（293）

303. 少阴病，吐，利，手足不逆冷，反发热者，不死。脉不至者，

294.少阴病，但厥，无汗，而强发之，必动其血。未知从何道出，或从口鼻，或从目出**者**，是名下厥上竭，为难治。（304）

295.少阴病，恶寒，身踡而利，手足逆冷者，不治。（305）

296.少阴病，吐，利，**躁烦**，四逆者，死。（307）

297.少阴病，下利止，而头眩，时时自冒者，死。（306）

298.少阴病，四逆，恶寒而身踡、脉不至，不烦而躁者，死（一作：吐利而躁逆者，死）。（308）

299.少阴病，六七日，息高者，死。（309）

300.少阴病，脉微细沉，但欲卧，汗出，不烦，自欲吐，**至**五六日，自利，复烦躁，不得卧寐者，死。（310）

301.少阴病，始得之，反发热，脉沉者，麻黄细辛附子汤主之。[方一]。（311）

麻黄二两，**去节**　细辛二两　附子一枚，炮，去皮，破八片

上三味，以水一斗，先煮麻黄，减二升，去上沫，内诸药，煮取三升，去滓，温服一升，**日三服**。

302.少阴病，得之二三日，麻黄附子甘草汤微发汗。以二三日无证，故微发汗**也**。[方二]。（312）

麻黄二两，**去节**　甘草二两，炙　附子一枚，炮，去皮，破八片

上三味，以水七升，先煮麻黄一**两沸**，去上沫，内诸药，煮取三升，去滓，温服**一升**，**日三服**。

303.少阴病，得之二三日**以上**，心中烦，不得卧，黄连阿胶汤主之。[方三]。（313）

灸少阴七壮。（292）

304. 少阴病，但厥，无汗，而强发之，必动其血。未知从何道出，或从口鼻，或从目出，是名下厥上竭，为难治。（294）

305. 少阴病，恶寒，身蜷而利，手足逆冷者，不治。（295）

306. 少阴病，下利止，而头眩，时时自冒者，死。（297）

307. 少阴病，吐，利，**烦躁**，四逆者，死。（296）

308. 少阴病，四逆，恶寒而身蜷，脉不至，不烦而躁者，死。（298）

309. 少阴病，六七日，息高者，死。（299）

310. 少阴病，脉微细沉，但欲卧，汗出，不烦，自欲吐，五六日，自利，复烦躁，不得卧寐者，死。（300）

311. 少阴病，始得之，反发热，脉沉者，麻黄附子细辛汤主之。（301）

麻黄附子细辛汤方［第二十四］

麻黄二两　附子一枚，去皮，破八片，**炮**　细辛二两

上三味，以水一斗，先煮麻黄，减二升，去上沫，内诸药，煮取三升，去滓，温服一升。

312. 少阴病，得之二三日，麻黄附子甘草汤微发汗。以二三日无**里**证，故微发汗。（302）

麻黄附子甘草汤方［第二十三］

麻黄二两　附子一枚，炮，去皮，破八片　甘草二两，炙

上三味，以水七升，先煮麻黄一二沸，去上沫，内诸药，煮取二升半，去滓，温服八合。

313. 少阴病，得之二三日**已**上，心中烦，不得卧，黄连阿胶汤主之。（303）

黄连_{四两}　黄芩_{二两}　芍药_{二两}　鸡子黄_{二枚}　阿胶_{三两，一云：三挺}

上五味，以水六升，先煮三物，取二升，去滓，内胶烊尽，小冷，内鸡子黄，搅令相得，温服七合，日三服。

304.少阴病，得之一二日，口中和，其背恶寒者，当灸之，附子汤主之。［方四］。（314）

附子_{二枚，炮，去皮，破八片}　茯苓_{三两}　人参_{二两}　白术_{四两}　芍药_{三两}

上五味，以水八升，煮取三升，去滓，温服一升，日三服。

305.少阴病，身体痛，手足寒，骨节痛，脉沉者，附子汤主之。［方五］（用前第四方）。（315）

306.少阴病，下利，便脓血者，桃花汤主之。［方六］。（316）

赤石脂_{一斤，一半全用，一半筛末}　干姜_{一两}　粳米_{一升}

上三味，以水七升，煮米令熟，去滓，温服七合，内赤石脂末方寸匕，日三服。若一服愈，余勿服。

307.少阴病，二三日至四五日，腹痛，小便不利，下利不止，便脓血者，桃花汤主之。［方七］（用前第六方）。（317）

308.少阴病，下利，便脓血者，可刺。（318）

309.少阴病，吐，利，手足逆冷，烦躁欲死者，吴茱萸汤主之。［方八］。（319）

吴茱萸_{一升}　人参_{二两}　生姜_{六两，切}　大枣_{十二枚，擘}

上四味，以水七升，煮取二升，去滓，温服七合，日三服。

310.少阴病，下利，咽痛，胸满，心烦，猪肤汤主之。［方九］。（320）

猪肤_{一斤}

上一味，以水一斗，煮取五升，去滓，加白蜜一升，白粉五合，

黄连阿胶汤方［第八十五］

黄连四两　黄芩一两　芍药二两　鸡子黄二枚　阿胶三两

上五味，以水五升，先煮三物，取二升，去滓，内胶烊尽，小冷，内鸡子黄，搅令相得，温服七合，日三服。

314.少阴病，得之一二日，口中和，其背恶寒者，当灸之，附子汤主之。（304）

附子汤方［第七十四］

附子二枚，炮　茯苓三两　人参二两　白术四两　芍药三两

上五味，㕮咀，以水八升，煮取三升，去滓，温服一升，日三服。

315.少阴病，身体痛，手足寒，骨节痛，脉沉（一作：微）者，附子汤主之。（305）

316.少阴病，下利，便脓血，桃花汤主之。（306）

桃花汤方［第七十四］

赤石脂一斤，一半全用，一半筛末　干姜一两　粳米一斤

上三味，以水七升，煮米令熟，去滓，温服七合，内赤石脂末方寸匕，日三服。若一服愈，余勿服。

317.少阴病，二三日至四五日，腹痛，小便不利，下利不止，而便脓血，桃花汤主之。（307）

318.少阴病，下利，便脓血者，可刺。（308）

319.少阴病，吐，利，而手足厥冷，烦躁欲死者，吴茱萸汤主之。（309）

320.少阴病，下利，咽痛，胸满，心烦，猪肤汤主之。（310）

猪肤汤方［第八十九］

猪肤一斤

上以水一斗，煮取五升，去滓，加白蜜一升，白粉五合，熬香，

熬香，和**令**相得，温分六服。

311.少阴病，二三日，咽痛者，可与甘草汤；不差，与桔梗汤。〔方十〕。（321）

甘草汤方

甘草_{二两}

上一味，以水三升，煮取一升半，去滓，温服七合，日二服。

桔梗汤方

桔梗_{一两}　甘草_{二两}

上二味，以水三升，煮取一升，去滓，**温分**再服。

312.少阴病，咽中伤、生疮，不能语言，声不出者，苦酒汤主之。〔方十一〕。（322）

半夏_{洗，破如枣核，十四枚}　鸡子_{一枚，去黄，内上苦酒，着鸡子壳中}

上二味，内半夏，着苦酒中，以鸡子壳置刀环中，安火上，**令三**沸，去滓，**少少含咽之；不差，更作三剂**。

313.少阴病，咽中痛，半夏散及汤主之。〔方十二〕。（323）

半夏_洗　桂枝_{去皮}　甘草_炙

上三味，**等分**，各别捣筛已，合治之，白饮和服方寸匕，日三服。若不能散服**者**，以水一升，煎七沸，内散**两**方寸匕，更**煮**三沸，下火令小冷，少少咽之。**半夏有毒，不当散服**。

314.少阴病，下利，白通汤主之。〔方十三〕。（324）

葱白_{四茎}　干姜_{一两}　附子_{一枚，生，去皮，破八片}

上三味，以水三升，煮取一升，去滓，分温再服。

315.少阴病，下利，脉微**者**，**与白通汤**。利不止，厥逆，无脉，干呕，烦者，白通加猪胆汁汤主之。服汤，脉暴出者，死；微续者，和相得，温分六服。

321. 少阴病，二三日，咽痛者，可与甘草汤；不差者，与桔梗汤。
（311）

甘草汤方［第四十四］

甘草_{二两}

上一味，以水三升，煮取一升半，去滓，温服七合，日二服。

桔梗汤方［第九十］

桔梗_{一两}　甘草_{二两}

上二味，以水三升，煮取一升，去滓，**分温再服**。

322. 少阴病，咽中伤，生疮，不能语言，声不出者，苦酒汤主之。
（312）

苦酒汤方［第九十一］

鸡子_{一枚，去黄，内苦酒于壳中}　半夏_{洗，破如枣核大，十四枚，内苦酒中}

上以鸡子壳置刀环中，安火上，三沸，去滓，**细**含咽之；不差，
更作。

323. 少阴病，咽中痛，半夏散及汤主之。（313）

半夏散方［第九十二］

半夏　桂枝　甘草_炙，**各等分**

上三味，各别捣筛，合治之，白饮和服方寸匕，日三服。若不能
散服，以水一升，煎七沸，内散**一二**方寸匕，**更煎**三沸，下火令小冷，
少少咽之。

324. 少阴病，下利，白通汤主之。（314）

白通汤方［第九十三］

葱白_{四茎}　干姜_{一两}　附子_{一枚，生用，去皮，破}

上三味，以水三升，煮取一升，去滓，分温再服。

325. 少阴病，下利，脉微，**服**白通汤。利不止，厥逆，无脉，干
呕，烦者，白通加猪胆汁汤主之。服汤，脉暴出者，死；微续者，生。

生。白通加猪胆汤。[方十四]（白通汤，用上方。）（325）

葱白四茎　干姜一两　附子一枚，生，去皮，破八片　人尿五合　猪胆汁一合

上**五味**，以水三升，煮**取一升，去滓，内胆汁、人尿，和令相得，分温再服。若无胆，亦可用**。

316. 少阴病，二三日不已，至四五日，腹痛，小便不利，四肢沉重、疼痛，**自下利者**，此为有水气，其人或咳，或小便利，或下利，或呕者，真武汤主之。[方十五]。（326）

茯苓三两　芍药三两　白术二两　生姜三两，切　附子一枚，炮，去皮，破八片

上五味，以水八升，煮取三升，去滓。温服七合，日三服。若咳者，加五味子半升，细辛一两，干姜一两；若小便利者，去茯苓；若下利者，去芍药，加干姜二两；若呕者，去附子，加生姜，足前为半斤。

317. 少阴病，下利清谷，里寒外热，手足厥逆，脉微欲绝，身反不恶寒，其人面色赤，或腹痛，或干呕，或咽痛，或利止脉不出者，通脉四逆汤主之。[方十六]。（327）

甘草二两，炙　附子大者一枚，生用，去皮，破八片　干姜三两，强人可四两

上三味，以水三升，煮取一升二合，去滓，分温再服，其脉即出者，愈。面色赤者，加葱九茎；腹中痛者，**去葱**，加芍药二两；呕者，加生姜二两；咽痛者，**去芍药**，加桔梗一两；利止脉不出者，**去桔梗**，加人参二两。**病皆与方相应者，乃服之**。

318. 少阴病，四逆，其人或咳，或悸，或小便不利，或腹中痛，或泄利下重者，四逆散主之。[方十七]。（328）

甘草炙　枳实破，水渍，炙干　柴胡　芍药

上四味，**各十分，捣筛**，白饮和服方寸匕，日三服。咳者，加五

（315）

白通加猪胆汁汤方［第九十四］

葱白四茎　干姜一两　附子一枚,生　人尿五合　猪胆汁一合

上以水三升，煮一升，去滓，内**人尿、胆汁**，和相得，分温再服。无胆，亦可。

326. 少阴病，二三日不已，至四五日，腹痛，小便不利，四肢沉重、疼痛**而利**，此为有水气，其人或咳，或小便**自**利，或下利，或呕者，真武汤主之。（316）

327. 少阴病，下利清谷，里寒外热，手足厥逆，脉微欲绝，身反不恶寒，其人面赤色，或腹痛，或干呕，或咽痛，或利止**而**脉不出，通脉四逆汤主之。（317）

通脉四逆汤方［第一百五］

干姜三两,强人四两　甘草二两,炙　附子大者一枚,生用,破

上三味，以水三升，煮取一升二合，去滓，分温再服，其脉即出者，愈。

面色赤者，加葱九茎；腹中痛者，加芍药二两；呕者，加生姜二两；咽痛者，加桔梗二两；利止脉不出者，加人参二两。

328. 少阴病，四逆，其人或咳，或悸，或小便不利，或腹中痛，或泄利下重者，四逆散主之。（318）

四逆散方［第一百三］

甘草炙　柴胡　芍药　枳实炙。各十分

上四味**为散**，白饮服方寸匕，日三服。咳者，加五味子、干姜各

味子、干姜各五分，并主**下利**；悸者，加桂枝五分；小便不利者，加茯苓五分；腹**中**痛者，加附子一枚，炮**令坼**；泄利下重者，先以水五升，煮薤白三升，**煮**取三升，去滓，以散三方寸匕，内汤中，煮取一升半，分温再服。

319.少阴病，下利，六七日，咳而呕，渴，心烦，不得眠者，猪苓汤主之。[方十八]。（329）

猪苓去皮　茯苓　阿胶　泽泻　滑石各一两

上五味，以水四升，先煮四物，取二升，去滓，内阿胶烊尽。温服七合，日三服。

320.少阴病，得之二三日，口燥，咽干者，急下之，宜大承气汤。[方十九]。（330）

枳实五枚，炙　厚朴半斤，去皮，炙　大黄四两，酒洗　芒硝三合

上四味，以水一斗，先煮二味，取五升，去滓，内大黄，更煮取二升，去滓，内芒硝，更上火令一两沸，分温再服。一服得利，止后服。

321.少阴病，**自利清水**，色纯青，心下必痛，口干燥者，**可下之**，宜大承气汤。[方二十]（用前第十九方，一法：用大柴胡汤）。（331）

322.少阴病，六七日，腹胀，不大便者，急下之，宜大承气汤。[方二十一]（用前第十九方）。（332）

323.少阴病，脉沉者，急温之，宜四逆汤。[方二十二]。（333）

甘草二两，炙　干姜一两半　附子一枚，生用，去皮，破八片

上三味，以水三升，煮取一升二合，去滓，分温再服。强人可大附子一枚，干姜三两。

324.少阴病，饮食入口**则**吐，心中**温温**欲吐，复不能吐。始得之，手足寒，脉弦迟者，此胸中实，不可下也，当吐之。若膈上有寒饮，干呕者，不可吐**也**，**当温之**，宜四逆汤。[方二十三]（方依上法）。（334）

五分，并主**久痢**；悸者，加桂枝五分；小便不利者，加茯苓五分；腹痛者，加附子一枚，炮。泄利下重者，先以水五升，煮薤白三升，取三升，去滓，以散三方寸匕，内汤中，煮取一升半，分温再服。

329. 少阴病，下利，六七日，咳而呕，渴，心烦，不得眠者，猪苓汤主之。（319）

330. 少阴病，得之二三日，口燥，咽干者，急下之，宜大承气汤。（320）

331. 少阴病，**下利清水**，色纯青，心下必痛，口干燥者，**急**下之，宜大承气汤。（321）

332. 少阴病，六七日，腹胀，不大便者，急下之，宜大承气汤。（322）

333. 少阴病，脉沉者，急温之，宜四逆汤。（323）

334. 少阴病，饮食入口**即**吐，心中喵喵欲吐，复不能吐。始得之，手足寒，脉弦迟者，此胸中实，不可下也，当吐之。若膈上有寒饮，干呕者，不可吐，**急**温之，宜四逆汤。（324）

325. 少阴病，下利，脉微涩，呕而汗出，必数更衣。反少者，当温其上，灸之。(《脉经》云：灸厥阴，可五十壮。)（335）

335. 少阴病，下利，脉微涩，呕而汗出，必数更衣。反少者，当温其上，灸之。(《脉经》云：灸厥阴，五十壮。)（325）

（七）厥阴病篇

宋本《伤寒论》	《金匮玉函经》
·辨厥阴病脉证并治第十二	·辨厥阴病形证治第九
	·辨厥利呕哕病形证治第十

辨厥阴病脉证并治第十二

326. 厥阴之为病，消渴，气上撞心，心中疼热，饥而不欲食，食则吐蛔，下之利不止。（336）

327. 厥阴中风，脉微浮为欲愈；不浮为未愈。（337）

328. 厥阴病欲解时，从丑至卯上。（338）

329. 厥阴病，渴欲饮水者，少少与之愈。（339）

330. 诸四逆厥者，不可下之，虚家亦然。（340）

331. 伤寒，先厥，后发热而利者，必自止。见厥复利。（341）

332. 伤寒，始发热六日，厥反九日而利。凡厥利者，当不能食，今反能食者，恐为除中（一云：消中）。食以索饼，不发热者，知胃气尚在，必愈，恐暴热来出而复去也。后日脉之，其热续在者，期之旦日夜半愈。所以然者，本发热六日，厥反九日，复发热三日，并前六日，亦为九日，与厥相应，故期之旦日夜半愈。后三日脉之而脉数，其热不罢者，此为热气有余，必发痈脓也。（342）

333. 伤寒，脉迟，六七日，而反与黄芩汤彻其热。脉迟为寒，今与黄芩汤，复除其热，腹中应冷，当不能食；今反能食，此名除中，必死。（343）

334. 伤寒，先厥后发热，下利必自止，而反汗出，咽中痛者，其喉为痹。发热无汗，而利必自止；若不止，必便脓血。便脓血者，其喉不痹。（344）

335. 伤寒，一二日至四五日厥者，必发热；前热者，后必厥。厥

辨厥阴病形证治第九

336. 厥阴之为病，消渴，气上撞心，心中疼热，饥不欲食，**甚者**食则吐蛔，下之**不肯**止。（326）

337. 厥阴中风，**其脉**微浮为欲愈，不浮为未愈。（327）

338. 厥阴病欲解时，从丑**尽**卯。（328）

339. 厥阴病，渴欲饮水者，少少与之**即**愈。（329）

辨厥利呕哕病形证治第十

340. 诸四逆厥者，不可下之，虚家亦然。（330）

341. 伤寒，先厥，后发热而利者，必自止。见厥复利。（331）

342. 伤寒，始发热六日，厥反九日而利。凡厥利者，当不能食，今反能食，恐为除中。食以索饼，不发热者，知胃气尚在，必愈，恐暴热来出而复去也。后**三**日脉之，其热续在，期之旦日夜半愈。后三日脉之而数，其热不罢，此为热气有余，必发痈脓。（332）

343. 伤寒，脉迟，六七日，而反与黄芩汤彻其热。脉迟为寒，**而**与黄芩汤，复除其热，腹中应冷，当不能食；今反能食，此名除中，必死。（333）

344. 伤寒，先厥后发热，下利必自止，而反汗出，咽中痛者，其喉为痹。发热无汗，而利必自止；不止**者**，必便脓血。便脓血者，其喉不痹。（334）

345. 伤寒，一二日至四五日**而**厥者，必发热；前热者，后必厥。

深者，热亦深；厥微者，热亦微。厥应下之，而反发汗**者**，必口伤烂赤。（345）

336.伤寒病，厥五日，热亦五日，设六日当复厥，不厥者自愈。厥终不过五日，以热五日，故知自愈。（347）

337.凡厥者，阴阳气不相顺接，便为厥。厥者，手足逆冷**者**是也。（346）

338.伤寒，脉微而厥，至七八日，肤冷，其人躁，无暂安时者，此为脏厥，非蛔厥也。蛔厥者，其人当吐蛔。**令**病者静，而复时烦**者**，此为脏寒。蛔上入**其**膈，故烦，须臾复止，得食而呕，又烦者，蛔闻食臭出，其人**常**自吐蛔。蛔厥者，乌梅丸主之。又主久利。［方一］。（348）

乌梅三百枚　细辛六两　干姜十两　黄连+六两　当归四两　附子六两，炮，去皮
蜀椒四两，出汗　桂枝去皮，六两　人参六两　黄蘗六两

上十味，异捣筛，合治之。以苦酒渍乌梅一宿，去核，蒸之五斗米下，饭熟，捣成泥，和药令相得，内臼中，与蜜杵二千下，**丸**如梧桐子大。先食饮，服十丸，日三服，稍加至二十丸。禁生冷、滑物、臭食等。

339.伤寒，热少**微厥**，指（一作：稍）头寒，**嘿嘿**不欲食，烦躁，数日小便利，色白者，此热除也，欲得食，其病为愈。若厥而呕，胸胁烦满者，其后必便血。（349）

340.病者手足厥冷，言我不结胸，小腹满，按之痛者，此冷结在膀胱关元也。（350）

341.伤寒，发热四日，厥反三日，复热四日，厥少热多者，其病当愈；四日至七日，热不除**者**，必**便**脓血。（351）

342.伤寒，厥四日，热反三日，复厥五日，其病为进。寒多热少，

厥深者，热亦深；厥微者，热亦微。厥应下之，而反发**其**汗，必口伤烂赤。（335）

346.凡厥者，阴阳气不相顺接，便为厥。厥者，手足逆冷是也。（337）

347.伤寒病，厥五日，热亦五日，设六日当复厥，不厥者自愈。厥终不过五日，以热五日，故知自愈。（336）

348.伤寒，脉微而厥，至七八日，肤冷，其人躁，无暂安时者，此为脏厥，非蛔厥也。蛔厥者，其人当吐蛔。**今**病者静，而复时烦，此为脏寒。蛔上入膈，故烦，须臾复止，得食而呕，又烦者，蛔闻食臭出，其人**当**自吐蛔。蛔厥者，乌梅丸主之。（338）

乌梅丸［第九十六］

乌梅三百个　细辛六两　干姜十两　黄连一斤　当归四两　附子六两，炮　蜀椒四两，去子　桂枝六两　人参六两　黄檗六两

上十味，异捣筛，合治之。以苦酒渍乌梅一宿，去核，蒸之五**升**米下，饭熟，**取**捣成泥，和药令相得，内臼中，与蜜杵二千下，如梧桐子大。先食饮，服十丸，日三服，稍加至二十丸。禁生冷、滑物、臭食等。

349.伤寒，热少**厥微**，指头寒，**默默**不欲食，烦躁，数日小便利，色白者，此热除也，欲得食，其病为愈。若厥而呕，胸胁烦满者，其后必便血。（339）

350.病者手足厥冷，言我不结胸，小腹满，按之痛者，此冷结在膀胱关元也。（340）

351.伤寒，发热四日，厥反三日，复热四日，厥少热多，其病当愈；四日至七日，热不除，**必清脓血**。（341）

352.伤寒，厥四日，热反三日，复厥五日，其病为进。寒多热少，

阳气退，故为进**也**。（352）

343.伤寒，六七日，脉微，手足厥冷，烦躁，灸厥阴，厥不还者，死。（353）

344.伤寒，发热，下利，厥逆，躁不得卧者，死。（354）

345.伤寒，发热，下利至甚，厥不止者，死。（《金匮玉函经》无此条）

346.伤寒，六七日，**不利，便**发热而利，其人汗出不止者，死，有阴无阳故也。（355）

347.伤寒，五六日，不结胸，腹濡，脉虚，复厥者，不可下，此亡血，下之死。（356）

348.发热而厥七日，下利者，为难治。（357）

349.伤寒，脉促，手足厥逆，可灸之。（促，一作：纵。）（358）

350.伤寒，脉滑而厥者，里有热，白虎汤主之。［方二］。（359）

知母六两　　石膏一斤，碎，绵裹　甘草二两，灸　粳米六合

上四味，以水一斗，煮米熟汤成，去滓，温服一升，日三服。

351.手足厥寒，脉细**欲绝**者，当归四逆汤主之。［方三］。（360）

当归三两　桂枝三两，去皮　芍药三两　细辛三两　甘草二两，灸　通草二两
大枣二十五枚，擘。一法，十二枚

上七味，以水八升，煮取三升，去滓，温服一升，日三服。

352.若其人内有久寒**者，宜**当归四逆加吴茱萸生姜汤。［方四］。（361）

当归三两　芍药三两　甘草二两，灸　通草二两　桂枝三两，去皮　细辛三两
生姜半斤，切　吴茱萸二升　大枣二十五枚，擘

上九味，以水六升，清酒六升，**和**，煮取**五升**，去滓，温**分五服**。（一方：水、酒各四升。）

353.大汗出，热不去，内拘急，四肢疼，又下利、厥逆而恶寒者，

阳气退，故为进。（342）

353. 伤寒，六七日，**其**脉微，手足厥冷，烦躁，灸厥阴，厥不还者，死。（343）

354. 伤寒，发热，下利，厥逆，躁不得卧者，死。（344）

355. 伤寒，六七日，**不便利，忽**发热而利，其人汗出不止者，死，有阴无阳故也。（346）

356. 伤寒，五六日，不结胸，腹濡，脉虚，复厥者，不可下，此**为亡血**，下之死。（347）

357. **伤寒，**发热而厥七日，下利者，为难治。（348）

358. 伤寒，脉促，手足厥逆**者**，可灸之。（349）

359. 伤寒，脉滑而厥者，里有热**也**，白虎汤主之。（350）

360. 手足厥寒，脉**为之**细绝，当归四逆汤主之。（351）

当归四逆汤方 [第一百九]

当归　桂枝　芍药各二两　细辛一两　大枣二十五枚　甘草炙　通草各二两

上七味，**㕮咀**，以水八升，煮取三升，去滓，温服一升，日三服。

361. 若其人内有久寒，当归四逆加吴茱萸生姜汤**主之**。（352）

当归四逆加吴茱萸生姜汤 [第一百十]

当归　桂枝　芍药　细辛　甘草炙　通草各三两　大枣二十五枚　吴茱萸二两　生姜半斤

上九味，**㕮咀**，以水四升，清酒四升，煮取三升，去滓，温服一升，日三。

362. 大汗出，热不去，内拘急，四肢疼，又下利、厥逆而恶寒者，

四逆汤主之。［方五］。（362）

甘草二两，炙　干姜一两半　附子一枚，生用，去皮，破八片

上三味，以水三升，煮取一升二合，去滓，分温再服。若强人，可用大附子一枚，干姜三两。

354.大汗，若大下利，而厥冷者，四逆汤主之。［方六］（用前第五方）。（363）

355.病人手足厥冷，脉乍紧者，邪结在胸中，心下满而烦，饥不能食者，病在胸中，当须吐之，宜瓜蒂散。［方七］。（366）

瓜蒂　赤小豆

上二味，各等分，异捣筛，合内臼中，更治之。别以香豉一合，用热汤七合，煮作稀糜，去滓，取汁，和散一钱匕，温，顿服之。不吐者，少少加，得快吐乃止。诸亡血、虚家，不可与瓜蒂散。

356.伤寒，厥而心下悸，宜先治水，当服茯苓甘草汤，却治其厥。不尔，水渍入胃，必作利也。茯苓甘草汤。［方八］。（367）

茯苓二两　甘草一两，炙　生姜三两，切　桂枝二两，去皮

上四味，以水四升，煮取二升，去滓，分温三服。

357.伤寒，六七日，大下后，寸脉沉而迟，手足厥逆，下部脉不至，喉咽不利，唾脓血，泄利不止者，为难治。麻黄升麻汤主之。［方九］。（368）

麻黄二两半，去节　升麻一两一分　当归一两一分　知母十八铢　黄芩十八铢　葳蕤十八铢，一作：菖蒲　芍药六铢　天门冬六铢，去心　桂枝六铢，去皮　茯苓六铢　甘草六铢，炙　石膏六铢，碎，绵裹　白术六铢　干姜六铢

上十四味，以水一斗，先煮麻黄一两沸，去上沫，内诸药，煮取

四逆汤主之。(353)

363. 大汗**出**，若大下利，而厥冷者，四逆汤主之。(354)

364. 表热里寒者，脉虽沉而迟，手足微厥，下利清谷，此里寒也。所以阴证亦有发热者，此表热也。(宋本《伤寒论》无此条)

365. 表寒里热者，脉必滑，身厥舌干也。所以少阴恶寒而倦，此表寒也；时时自烦，不欲厚衣，此里热也。(宋本《伤寒论》无此条)

366. 病人手足厥冷，脉乍紧者，邪结在胸中，心**中**满而烦，饥不能食者，病在胸中，当吐之，宜瓜蒂散。(355)

367. 伤寒，厥而心下悸**者**，宜先治水，当服茯苓甘草汤，却治其厥。不尔，水渍入胃，必作利也。(356)

368. 伤寒，六七日，大下后，寸脉沉迟，手足厥逆，下部脉不至，**咽喉**不利，唾脓血，泄利不止者，为难治。麻黄升麻汤主之。(357)

麻黄升麻汤方 [第二十六]

麻黄 二两半　升麻　当归 各一两六铢　黄芩　葳蕤　知母 各十八铢　石膏 碎，绵裹　甘草 炙　桂枝　芍药　干姜　白术　茯苓　麦门冬 去心。各六铢

上十四味，**㕮咀**，以水一斗，先煮麻黄一二沸，去上沫，内诸药，

三升，去滓，分温三服。**相去如炊三斗米顷，令尽，汗出愈。**

358.伤寒，四五日，腹中痛，若转气下趣少腹者，**此欲自利也。**（369）

359.伤寒，本自寒下，医复吐**下之，寒格，更逆吐下。若食入口即吐，**干姜黄芩黄连**人参**汤主之。［方十］。（370）

干姜　黄芩　黄连　人参各三两

上四味，以水六升，煮取二升，去滓，分温再服。

360.下利，有微热而渴，脉弱者，**今自愈。**（371）

361.下利，脉数，有微热，汗出，**今自愈。**设复紧，为未解（一云：设脉浮复紧）。（372）

362.下利，手足厥冷，无脉者，灸之不温，**若脉不还，反微喘者，死**（373）。少阴负趺阳者，为顺也。（374）

363.下利，寸脉反浮数，尺中自涩者，必清脓血。（375）

364.下利清谷，不可攻表，汗出必胀满。（376）

365.下利，脉沉弦者，下重**也，**脉大者，为未止；脉微弱数者，为欲自止，虽发热，不死。（377）

366.下利，脉沉而迟，其人面少赤，身有微热，下利清谷**者，**必郁冒，汗出而解，病人必微厥。所以然者，其面戴阳，下虚故也。（378）

367.下利，脉数而渴者，今自愈。设不差，必清脓血，以有热故也。（379）

368.下利后，脉绝，手足厥**冷，**晬时脉还，手足温者生，**脉不还者死。**（380）

369.伤寒，下利，日十余行，脉反实者，死。（381）

370.下利清谷，里寒外热，汗出而厥**者，**通脉四逆汤主之。［方十一］。（382）

煮取三升，去渣，分温三服。**一饭间，当出汗**愈。

369.伤寒，四五日，腹中痛，若转气下趣少腹者，**为**欲自利也。（358）

370.伤寒，本自寒下，医复吐之，寒格，更逆吐下。食入即**出者**，干姜黄芩黄连汤主之。（359）

干姜黄芩黄连人参汤方 [第九十七]

干姜　黄芩　黄连　人参各三两

上四味，以水六升，煮取二升，去滓，分温再服。

371.下利，有微热而渴，脉弱者，自愈。（360）

372.下利，脉数，有微热，汗出**者**，自愈。设复紧，为未解。（361）

373.下利，手足厥冷，无脉者，灸之不温，**而**脉不还，反微喘者，死。（362）

374.少阴负趺阳者，为顺也。（362）

375.下利，寸脉反浮数，尺中自涩者，必清脓血。（363）

376.下利清谷，不可攻**其**表，汗出必胀满。（364）

377.下利，脉沉弦者，下重，脉大者，为未止；脉微弱数者，为欲自止，虽发热，不死。（365）

378.下利，脉沉而迟，其人面少赤，身有微热，下利清谷，必郁冒，汗出而解，病人必微厥。所以然者，其面戴阳，下虚故也。（366）

379.下利，脉**反**数而渴者，今自愈。设不差，必清脓血，以有热故也。（367）

380.下利后，**其**脉绝，手足厥，晬时脉还，手足温者生，不还**不温**者死。（368）

381.伤寒，下利，日十余行，脉反实者，死。（369）

382.下利清谷，里寒外热，汗出而厥，通脉四逆汤主之。（370）

甘草二两，炙　　附子大者一枚，生，去皮，破八片　　干姜三两，强人可四两

上三味，以水三升，煮取一升二合，去滓，分温再服，其脉即出者，愈。

371.热利，下重者，白头翁汤主之。［方十二］。（383）

白头翁二两　　黄蘗三两　　黄连三两　　秦皮三两

上四味，以水七升，煮取二升，去滓，温服一升，不愈，更服一升。

372.下利，腹胀满，身体疼痛者，先温其里，乃攻其表。温里宜四逆汤，攻表宜桂枝汤。［方十三］。（四逆汤用前第五方）（384）

桂枝汤方

桂枝三两，去皮　　芍药三两　　甘草二两，炙　　生姜三两，切　　大枣十二枚，擘

上五味，以水七升，煮取三升，去滓，温服一升，须臾，歠热稀粥一升，以助药力。

373.下利，欲饮水者，以有热故也，白头翁汤主之。［方十四］（用前第十二方）。（385）

374.下利，谵语者，有燥屎也，宜小承气汤。［方十五］。（386）

大黄四两，酒洗　　枳实三枚，炙　　厚朴二两，去皮，炙

上三味，以水四升，煮取一升二合，去滓，分二服。初一服，谵语止，若更衣者，停后服。不尔，尽服之。

375.下利后，更烦，按之心下濡者，为虚烦也，宜栀子豉汤。［方十六］。（387）

肥栀子十四个，擘　　香豉四合，绵裹

上二味，以水四升，先煮栀子，取二升半，纳豉，更煮取一升半，去滓，分再服。一服得吐，止后服。

376.呕家，有痈脓者，不可治呕，脓尽自愈。（388）

383. 热利，下重者，白头翁汤主之。（371）

白头翁汤方［第九十八］

白头翁　黄连　黄檗　秦皮各三两

上四味，以水七升，煮取二升，去滓，温服一升，不愈，更服一升。

384. 下利，腹胀满，身体疼痛，先温其里，乃攻其表。温里宜四逆汤，攻表宜桂枝汤。（372）

385. 下利，欲饮水，为有热也，白头翁汤主之。（373）

386. 下利，谵语者，有燥屎也，宜小承气汤。（374）

387. 下利后，更烦，按之心下濡者，为虚烦也，栀子豉汤主之。（375）

388. 呕家，有痈脓，不可治呕，脓尽自愈。（376）

377. 呕而脉弱，小便复利，身有微热，见厥者，难治，四逆汤主之。［方十七］（用前第五方）。（390）

378. 干呕，吐涎沫，头痛者，吴茱萸汤主之。［方十八］。（391）

吴茱萸一升，汤洗七遍　人参三两　大枣十二枚，擘　生姜六两，切

上四味，以水七升，煮取二升，去滓，温服七合，日三服。

379. 呕而发热者，小柴胡汤主之。［方十九］。（389）

柴胡八两　黄芩三两　人参三两　甘草三两，炙　生姜三两，切　半夏半升，洗
大枣十二枚，擘

上七味，以水一斗二升，煮取六升，去滓，更煎取三升，温服一升，日三服。

380. 伤寒，大吐、大下之，极虚，复极汗者，其人外气怫郁，复与之水，以发其汗，因得哕。所以然者，胃中寒冷故也。（392）

381. 伤寒，哕而腹满，视其前后，知何部不利，利之即愈。（393）

389.呕而发热者，小柴胡汤主之。(379)

390.呕而脉弱，小便复利，身有微热，见厥者，难治，四逆汤主之。(377)

391.干呕，吐涎沫，**而复**头痛，吴茱萸汤主之。(378)

392.伤寒，大吐、大下之，极虚，复极汗**出**者，**以**其人外气怫郁，复与之水，以发其汗，因得哕。所以然者，胃中寒冷故也。(380)

393.伤寒，哕而腹满，**问**其前后，知何部不利，利之**则**愈。(381)

七、霍乱病篇对览

辨霍乱病脉证并治第十三

382.问曰：病有霍乱者何？答曰：呕吐而利，**此名霍乱**。（394）

383.问曰：病发热，头痛，身疼，恶寒，吐利**者，此属何病？答曰：此名霍乱。霍乱自吐、下，又利止**，复更发热也。（395）

384.**伤寒**，其脉微涩**者**，本是霍乱，今是伤寒，却四五日，至阴经上，转入阴，**必利**。本呕、下利者，**不可治也。欲似**大便，而反失气，仍不利**者，此属阳明也**，便必硬，十三日愈，所以然者，经尽故也（396）。下利后，**当便硬，硬则能食者愈**。今反不能食，到后经中，颇能食，复过一经，能食，过之一日当愈。不愈**者**，不属阳明也。（397）

385.恶寒，脉微（一作：缓）而复利，利止，亡血也，四逆加人参汤主之。［方一］。（398）

甘草二两，炙 附子一枚，生，去皮，破八片 干姜一两半 人参一两

上四味，以水三升，煮取一升二合，去滓，分温再服。

386.霍乱，头痛，发热，身疼痛，热多欲饮水者，五苓散主之；寒多不用水者，理中丸主之。［方二］。（399）

五苓散方

猪苓去皮 白术 茯苓各十八铢 桂枝半两，去皮 泽泻一两六铢

上五味，为散，更治之，白饮和服方寸匕，日三服。多饮暖水，汗出愈。

理中丸方（下有作汤加减法）

人参 干姜 甘草炙 白术各三两

上四味，捣筛，蜜和为丸，如鸡子黄许大。以沸汤数合，和一丸，

辨霍乱病形证治第十一

394. 问曰：病有霍乱者何？答曰：呕吐而利，名曰霍乱。（382）

395. 问曰：病发热，头痛，身疼，恶寒，**不复**吐利，**当**属何病？答曰：此**为**霍乱。吐、下利止，复更发热也。（383）

396. 伤寒，其脉微涩，本是霍乱，今是伤寒，却四五日，至阴经上，转入阴，**当**利。本**素**呕、下利者，**不治**。**若其人似欲**大便，**但反**失气，**而仍不利，是为**属阳明，便必**坚**，十三日愈，所以然者，经尽故也。（384）

397. 下利后，**便当坚，坚**则能食者愈。今反不能食，到后经中，颇能食，复过一经，能食，过之一日当愈。**若**不愈，不属阳明也。（384）

398. 恶寒，脉微而复利，利止，亡血也，四逆加人参汤主之。（385）

人参四逆汤方［第一百六］

人参一两　甘草二两，炙　干姜一两半　附子一枚，生

上四味，以水三升，煮取一升二合，去滓，分温再服。

399. 霍乱，头痛，发热，身疼痛，热多欲饮水，五苓散主之；寒多不用水者，理中丸主之。（386）

理中丸**及汤方**［第一百二］

人参　甘草炙　白术　干姜各三两

上四味，捣筛**为末**，蜜和丸，如鸡黄大。以沸汤数合，和一丸，

研碎，温服之，日三四，夜二服。腹中未热，益至三四丸，然不及汤。
汤法：以四物依两数切，用水八升，煮取三升，去滓，温服一升，日三服。若脐上筑者，肾气动也，去术，加桂四两；吐多者，去术，加生姜三两；下多者，还用术；悸者，加茯苓二两；渴，欲得水者，加术，足前成四两半；腹中痛者，加人参，足前成四两半；寒者，加干姜，足前成四两半；腹满者，去术，加附子一枚。服汤后，如食顷，饮热粥一升许，微自温，勿发揭衣被。

387.吐、利止，而身痛不休者，当消息和解其外，宜桂枝汤小和之。[方三]。（400）

桂枝三两, 去皮　芍药三两　生姜三两　甘草二两, 炙　大枣十二枚, 擘

上五味，以水七升，煮取三升，去滓，温服一升。

388.吐、利、汗出，发热，恶寒，四肢拘急，手足厥冷者，四逆汤主之。[方四]。（401）

甘草二两, 炙　干姜一两半　附子一枚, 生, 去皮, 破八片

上三味，以水三升，煮取一升二合，去滓，分温再服。强人可大附子一枚，干姜三两。

389.既吐且利，小便复利，而大汗出，下利清谷，内寒外热，脉微欲绝者，四逆汤主之。[方五]。（用前第四方）（402）

390.吐已，下断，汗出而厥，四肢拘急不解，脉微欲绝者，通脉四逆加猪胆汁汤主之。[方六]。（403）

甘草二两, 炙　干姜三两, 强人可四两　附子大者一枚, 生, 去皮, 破八片　猪胆汁半合

上四味，以水三升，煮取一升二合，去滓，内猪胆汁，分温再服，**其脉即来。无猪胆，以羊胆代之。**

391.吐、利、发汗，脉平，小烦者，**以新虚不胜谷气故也。**（410）

研碎，温服之，日三**服**，夜二服。腹中未热，益至三四丸，然不及汤。汤法：以四物依两数切，用水八升，煮取三升，去滓，温服一升，日三服。

加减法：若脐上筑者，肾气动也，去术，加桂四两；吐多者，去术，加生姜三两；下多者，还用术；悸者，加茯苓二两；渴，欲得水者，加术，足前成四两半；腹中痛者，加人参，足前成四两半；寒者，加干姜，足前成四两半；腹满者，去术，加附子一枚。

服汤后，如食顷，饮热粥一升许，微自温，勿发揭衣被。

400.吐、利止，而身痛不休者，当消息和解其外，宜桂枝汤小和之。（387）

401.吐、利、汗出，发热，恶寒，四肢拘急，手足厥冷者，四逆汤主之。（388）

402.既吐且利，小便复利，而大汗出，下利清谷，内寒外热，脉微欲绝者，四逆汤主之。（389）

403.吐已，下断，汗出而厥，四肢拘急不解，脉微欲绝者，通脉四逆加猪胆汁汤主之。（390）

通脉四逆加猪胆汁汤［第一百八］

干姜三两　甘草二两, 炙　附子大者一枚, 生　猪胆汁四合

上三味，以水三升，煮取一升二合，去滓，内猪胆汁，分温再服。

八、阴阳易差后劳复篇对览

宋本《伤寒论》	《金匮玉函经》
·辨阴阳易差后劳复病脉证并治第十四	·辨阴阳易差后劳复病形证治第十二

辨阴阳易差后劳复病脉证并治第十四

392.伤寒，阴易之为病，其人身体重，少气，少腹里急，或引阴中拘挛，热上冲胸，头重不欲举，眼中生花（花，一作：眵），膝胫拘急者，烧裈散主之。[方一]。（404）

妇人中裈近隐处，取烧作灰。

上一味，水服方寸匕，日三服，小便即利，阴头微肿，**此为愈矣**。妇人病，取男子**裈烧服**。

393.大病差后，劳复者，枳实栀子汤主之。[方二]。（405）

枳实三枚,炙　栀子十四个,擘　豉一升,绵裹

上三味，以清浆水七升，**空煮取四升**，内枳实、栀子，煮取二升，下豉，更煮五六沸，去滓，**温分再服**，**覆令微似汗**。若有宿食**者**，**内**大黄，如博棋子五六枚，**服之愈**。

394.伤寒，差**以后**，更发热，小柴胡汤主之。脉浮者，以汗解之；脉沉实（一作：紧）者，以下解之。[方三]。（406）

柴胡八两　人参二两　黄芩二两　甘草二两,炙　生姜二两　半夏半升,洗　大枣十二枚,擘

上七味，以水一斗二升，煮取六升，去滓，再煎，取三升。温服一升，日三服。

395.大病差后，从腰以下有水气者，牡蛎泽泻散主之。[方四]。（407）

牡蛎熬　泽泻　蜀漆暖水洗,去腥　葶苈子熬　商陆根熬　海藻洗,去咸　栝

辨阴阳易差后劳复病形证治第十二

404.伤寒，阴**阳**易之为病，其人身体重，少气，少腹里急，或引阴中拘挛，热上冲胸，头重不欲举，眼中生花，**眼胞赤**，膝胫拘急，烧**裈**散主之。（392）

烧裈散方［第一百十一］

上取妇人中**裈**近隐处，**剪**烧灰，**以**水和服方寸匕，日三服，小便即利，阴头微肿**则**愈。妇人病，取男子**裈当**烧**灰**。

405.大病差后，劳复者，枳实栀子汤主之。**若有宿食者，加大黄，如博棋子大五六枚。**（393）

枳实栀子豉汤方［第一百十二］

枳实三枚，炙　栀子十四枚，擘　豉一升，绵裹

上以清浆水七升，空**煎减**三升，内枳实、栀子，煮取二升，**内豉**，更煮五六沸，去滓，**分温**再服，**取汗出**。若有宿食，**加**大黄，如博棋子**大五六枚。**

406.伤寒，差**已**后，更发热**者**，小柴胡汤主之。脉浮者，以汗解之；脉沉实者，以下解之。（394）

407.大病差后，从腰以下有水气者，牡蛎泽泻散主之。（395）

牡蛎泽泻散方［第一百十三］

牡蛎熬　泽泻　栝蒌根　蜀漆洗，去腥　葶苈熬　商陆根熬　海藻洗，去

楼根各等分

上七味，异捣下筛为散，更于臼中治之。白饮和服方寸匕，日三服。小便利，止后服。

396.大病差后，喜唾，久不了了，胸上有寒，当以丸药温之，宜理中丸。[方五]。（408）

人参　白术　甘草炙　干姜各三两

上四味，捣筛，蜜和为丸，如鸡子黄许大，以沸汤数合，和一丸，研碎，温服之，日三服。

397.伤寒解后，虚羸少气，气逆欲吐，竹叶石膏汤主之。[方六]。（409）

竹叶二把　石膏一斤　半夏半升，洗　麦门冬一升，去心　人参二两　甘草二两，炙　粳米半升

上七味，以水一斗，煮取六升，去滓，内粳米，煮米熟汤成，去米，温服一升，日三服。

398.病人脉已解，而日暮微烦，以病新差，人强与谷，脾胃气尚弱，不能消谷，故令微烦，损谷则愈。（410）

咸。各等分

上七味，为散，白饮和服方寸匕。小便利**即**止。

408.大病差后，**其人**喜唾，久不了了**者**，**胃**上有寒，当温之，宜理中丸。（396）

409.伤寒解后，虚羸少气，气逆欲吐，竹叶石膏汤主之。（397）

竹叶石膏汤方［第一百十四］

竹叶二把　石膏一斤　半夏半升　人参三两　甘草二两，炙　粳米半升　麦门冬一升，去心

上七味，以水一斗，煮取六升，去滓，内粳米，煮米熟汤成，去米，温服一升，日三服。

410.**伤寒**脉已解，而日暮微烦**者**，以病新差，人强与谷，脾胃气尚弱，不能消谷，故令微烦，损谷则愈（398）。吐、**下**、发汗**后，其人**脉平**而**小烦者，**此**新虚，不胜谷气故也。（391）

411.病后，劳复发热者，麦门冬汤主之。（宋本《伤寒论》无此条）

麦门冬汤方［第一百十五］

麦门冬七升　半夏一升　人参二两　甘草二两，炙　粳米三合　大枣十二枚

上六味，以水一斗六升，煮取六升，去滓，内粳米，煮米熟汤成，去米，温服一升，日三，夜一服。

参考文献

［1］李顺保.伤寒论版本大全［M］.北京：学苑出版社，2000.

［2］钱超尘.伤寒论文献通考［M］.北京：学苑出版社，1993.

［3］刘渡舟，钱超尘，毛雨泽，等.伤寒论校注［M］.北京：人民卫生出版社，2013.

［4］汉·张机.注解伤寒论［M］.金·成无己，注解.北京：人民卫生出版社，1956.

［5］汉·张仲景.金匮玉函经［M］.李顺保，校注.北京：学苑出版社，2005.

［6］吴忠文.金匮玉函经研究［M］.北京：中医古籍出版社，2009.

［7］李克光，杨百弗，殷品之，等.金匮要略讲义.上海：上海科学技术出版社，1985.